「ジョハリの窓」理論

看護グループワークは楽しい、おもしろい

髙谷 修 著

金芳堂

本書の目的──序に代えて

　本書の目的は、グループワークを成功させるための方法を明らかにすることである。この方法の主なものは、事前に、自分の意見を文章に書くこと、人格を成長させること、自己開示、調整することなどである。全ての科目で必要な予習と言われる事前学習は、グループワークにも必要である。それぞれの人が根拠のある意見を文書にして持ち寄り、段取りを整え手順を決めるという方法に、グループワーク成功へのヒントがある。

　一人をグループとは言わない。ペア、ペアレントなど、グループの最小単位は二人である。グループの構成単位は、家族、地域社会、国家と大きくなる。そして、グループの最大単位は地球規模の人類である。二者が存在するとパワーバランスが現れる。中心に自律と他律の調和が存在し、ここから、自律と他律が分かれ出る。さらに、ここには、孤立・逃避・自律と他律の不調和が潜在している。

　学校で行なわれるグループワークの基礎は家族にある。全てのグループは、家族の生活や活動の形を少し変えたものである。子ども達によって、グループワークの型（かた）が教室に持ち込まれる。話し合い重視の民主型の人や指示命令を出す権威型の人、積極的な自律型の人や消極的な他律型の人、そして、逃避型の人や孤立型の人、不調和型の人がいる。ここにグループワークを困難にする原因がある。

　看護専門学校では、教師によって学生が5人から8人程度に組み分けされてグループワークが行なわれる。筆者は、複数の学校にレポート・論文の書き方の講義に出向いているのだが、2009年に教師から「学生達はグループワークができないのです。みんな黙ってしまって、ディスカッションにならないのです。何とかなりませんか」と相談を受けた。そこで文献を探したが参考になるものは見つからなかった。

　2012年に「ジョハリの窓」理論で有名なジョセフ・ラフトの『グループ・プロセス論』を見つけて翻訳した。そして、2013年度の講義で大事な箇

所をまとめたものを配布した。学生達は「ジョハリの窓」理論を参考にして、グループワークを実践した。学生達は、自律・他律・自律と他律の不調和・孤立・逃避などの欠点を克服していった。問題解決の態度を調和型にして、グループの輪を作った。

　権威主義型のリーダーシップを取った学生はグループワークに失敗した。一方、民主主義型のリーダーシップを発揮した学生はグループワークに成功した。学生達は、話し合いで発言できない学生や発言の少ない学生の改善の方法として、事前に次回のテーマに合わせてレポートを書いてくるという方法を実施した。すると、全員が話し合いに参加できて、参加していない学生がいなくなった。また、議論が白熱して意見がまとまらない場合は、一旦、閉会して次回までにメンバー全員が自分の意見をレポートに書いてくるという方法を実施した。

　すると、考えが洗練され、根拠のある意見が出されるようになって、グループの考えがまとまるようになった。グループワークを成功させるために役立つ方法は、事前に自分の意見をレポートに書いてくるというものだった。

　なお、本書には学生のレポートと論文の一部を採用させていただきました。後輩の参考となる優れたものでした。感謝しています。

2014 年 7 月

髙谷　修

目 次

1章 事前にレポートを書く ― 1
1. 事前に意見をレポートにまとめる　1
2. 共通点のある要約レポート(問題・目標・実践・結果・実践の有効性)　4
3. 事前に自分の意見を書面にして持ち寄る　6
4. グループの意見をまとめる役で練習　7
5. 難航したグループワークを立て直す文章力　8
6. 対立した意見をまとめる文章力　10
   ・グループワーク手順のまとめ　13
   ・自己学習（レポート課題）　13

2章 人格を成長させ成熟させる ― 14
1. 無知の知（無知の自覚）　14
2. 質問の改善（質問の予習）　16
3. わたしメッセージ　19
4. 自己を知る（汝自身を知れ）　19
5. 双方向的な教育関係　22
6. 事前学習、自己学習　23
   ・グループワーク手順のまとめ　26
   ・自己学習（レポート課題）　26

3章 自己開示のレポートを書く ― 27
1. 自己隠蔽と自己喪失　27
2. 教育学での自己開示　31
3. 「ジョハリの窓」の自己開示　33
4. 「未知の領域」の自己開示　34
   ・グループワーク手順のまとめ　38
   ・自己学習（レポート課題）　38

4章 メンバーの傾向を共有し合う ― 39
1．自律と他律の調和　39
2．グループの和・グループの輪　43
3．個人の生産性とグループの生産性の調和　45
4．メンバーの特性とグループワークの質　48
5．「自律と他律の調和」という概念は独創的　50
　・グループワーク手順のまとめ　52
　・自己学習（レポート課題）　52

5章 リーダーシップ ― 53
1．リーダーシップは自然発生の旗振り役　53
2．優れたリーダーシップ　57
3．リーダーシップ Leadership　58
　・グループワーク手順のまとめ　62
　・自己学習（レポート課題）　62

6章 メンバーシップ ― 63
1．メンバーシップ（メンバーの能力・技量）　63
2．メンバーシップと自律と他律の調和　65
3．傾　聴　66
4．成功に導くメンバーシップ　69
　・グループワーク手順のまとめ　73
　・自己学習（レポート課題）　73

7章 グループワークの基礎は家庭 ― 74
1．グループワークの基礎は家庭　74
2．サイモンズの「親の養育態度」　75
3．教師と生徒の人間関係の4類型　77
4．グループワークが苦手な学生は多い　79
5．第三の権威　80

- ・グループワーク手順のまとめ　84
- ・自己学習（レポート課題）　84

8. 感情の尊重 ——————————————— 85
1. 「感情の分かち合い」と「社会的なワーク」　85
2. 公正さと正義への憧れ　88
3. 感情を持つ権利・感情を表現する権利　89
4. 感動によって正される体験　92
- ・グループワーク手順のまとめ　93
- ・自己学習（レポート課題）　93

9. 敬意（グループの輪を結ぶ帯）——————— 94
1. 敬意はグループの輪を結ぶ帯　94
2. 文章理論と技術の指導が必要　95
3. 目標設定の理論と技術の指導　96
4. 個人とグループの生産性に対する敬意　98
5. グループワーク成功の5原則　100
- ・グループワーク手順のまとめ　101
- ・自己学習（レポート課題）　101

10. グループが立ち往生する問題 ——————— 102
1. グループが立ち往生する問題　102
2. 状況が理解できない時の自律性の放棄　105
3. 社会的手抜き−個人的手抜き　106
- ・グループワーク手順のまとめ　108
- ・自己学習（レポート課題）　108

11. 暗い展望 ポストモダン ————————— 109
1. ポストモダン（現代以後：混沌）　109
2. 21世紀の学生の傾向　110

3．社会教育環境の悪化　　117
　　　・グループワーク手順のまとめ　118
　　　・自己学習（レポート課題）　118

12章　明るい展望 モダンに帰る ─── 119
　　1．顔と顔を相対し言葉を介して繋がる　　119
　　2．手を使って文字と文章を書く　　120
　　3．思考の構造の習得　　121
　　4．グループのマネジメント　　126
　　　・グループワーク手順のまとめ　130
　　　・自己学習（レポート課題）　130

付録　到達度評価と自己評価　131
　　1．相対評価と到達度評価　　131
　　2．ソーンダイクの教育測定　　131
　　3．グループワークの自己評価　　132

引用文献　134
おわりに　136
索　引　137

1章 事前にレポートを書く

レポートを基に意見発表する

　「文章を書く作業がグループワークの半分以上を占める」と言われるように、グループワークには文章を書く能力、すなわち、文章力が求められる。グループ発表では、文章にまとめられた原稿を基にして行なわれるから、その前に、文章を書く能力がある程度備わっている必要がある。グループ分けがなされて話し合いが始まったとしても、文章力が学生に備わっていなければ、グループワークは進まなくなるだろう。メンバー全員が自分の意見や考えを事前にレポートに書いて準備するという方法に、グループワーク成功へのヒントがある。なお、文章の書き方については筆者著『看護学生のためのレポート・論文の書き方』[1]（金芳堂刊）が参考になるだろう。

1．事前に意見をレポートにまとめる

　グループワークを始める前に、メンバー全員に、自分の考えに根拠（理由）を添えた文章を書く能力が備わっている必要がある。ところが、多くの学生達は、レポートの文章をどのように書いていいかわからないという現状がある。それでもグループワークの授業は行なわれる。そこで、意見発表のためのレポートの書き方について述べる。

1）全体の要約を先に述べる

　全体の要約を先に述べるという意見発表の仕方がある。これは文章の書き方と共通している。だから、文章の書き方を習得したら、話す方法も上達する。緊急報告では「患者さんが急変しました」と結論から伝え

る。レポートでは報告課題にどのように答えるか「全体の要約」から書き始める。グループワークの話し合いも同じで、意見発表では結論や要約から始める。そして、その根拠となる具体例を添えると聞き手が理解しやすくなる。目的地がはっきりするので、意見が聞きやすくなる。論理的で合理的な話し合いを進めるためには、結論を先に述べる「先まとめ型」が優れている。この考え方が意見発表の発言力を高める。

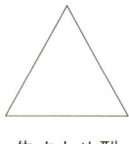

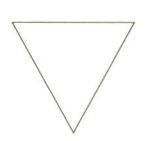

　　　　　△　　　　　　▽
　　　　先まとめ型　　　後まとめ型

2）推理小説形式では議論しにくい
　　意見発表の場で、詳しいいきさつから説明を始めたら、メンバーは話し手が何を言いたいかのか、その目的や要点がわかりにくいだろう。ただし、病名告知や行動の指摘など良くないことを伝える場合は、受け入れる心の用意をする時間を稼ぐ必要があるので結論を末尾に置く方が良い。日本人は、一般的に起承転結という結論が最後にくる考え方や話し方、文章の書き方をする傾向がある。しかし、これは、推理小説の文学的な書き方である。これではディスカッションしにくい。

3）1文は40字以内で、500字は3段構成で
　　1文の長さを意識する人は少ない。読み手にわかりやすい1文の長さは40字以内である。これ以上に長くなると、1文の中に主語と述語が複数存在するので、わかりにくくなる。1文を40字以内で、全体を3段構成か4段構成で書く。こうすると、読み手にわかりやすくなって、自信を持って発表できる良いレポートになる。
　　500字程度のレポートの文章構成は、「過去・現在・未来」「事例1・事例2・事例3」「要素1・要素2・要素3」「列挙・消去・選択」という

3段構成、「問題・目標・実践・結果・実践の有効性」という5段構成にする（『看護学生のためのレポート・論文の書き方』金芳堂刊、1章参照）。500字以上を求められたら、これまでの3段構成を複数加える。項目を、1．…、2．と増やす。

4）意見を言うのが苦手な人に必要

　事前に、文章で自分の考えを書き表す練習は、話し合いの時に自分の意見が言えない学生のために必要である。勇気がなくて発言できない人、○○さんと同じ意見ですと言う人、意見を否定されるのが怖い人がいる。これらの学生は、翌日のワークに備えてレポートを書くための自己学習の時間を取ることは可能である。しかし、もしも、文章力が備わっていなければ、せっかく、事前に自分の意見を書いたとしても、意味不明の文章になるリスク（恐れ）がある。それでは、グループでの発表が恥ずかしくてできないだろう。

　他の学生に聞かれても恥ずかしくない文章を書ける能力が必要である。自信を持って、自分の考えを発表できるレポートを書いたならば、みんなでそれを発表し合って、生産的なグループワークを進めることが可能となるだろう。要約を初めに置く、そして根拠を述べるという文章構成をすれば、聞き手によくわかる話をすることができるに違いない。

5）スラスラと意見を言える人でも洗練した文章に

　自分の考えがあって自信を持って意見を発表できる人でも、文章化の作業に価値がある。思いや考えを文章化すると、それがよりはっきりしてくるものである。この文章化の作業は、文章を洗練する過程である。それを文章化せずに3分間スピーチにした場合、おそらく、無駄な言葉があって、言葉に間ができて洗練されていないスピーチになるだろう。

　これを全て文章化して洗練した内容に推敲する。そして、スラスラと暗唱できるように練習しておいたなら、洗練されたスピーチをすることができるだろう。この文章化と推敲そして暗唱練習は、予習と言われる

事前学習そのものである。より良いグループワークにするには、事前学習が必要である。

2．共通点のある要約レポート（問題・目標・実践・結果・実践の有効性）

　あるクラスで、グループワークの授業と筆者の「レポート・論文の書き方」の授業が並行して行なわれていた。

　グループワークの課題は実習で行なわれた患者とのコミュニケーションの問題点を実習後にまとめて発表するための準備だった。しかし、雑談になってしまいワークが進展しなかった。そこで、リーダーは、メンバー全員が共通点のあるレポートを書くという方法を提案した。そして、メンバーがそれを実践してグループワークに成功した。

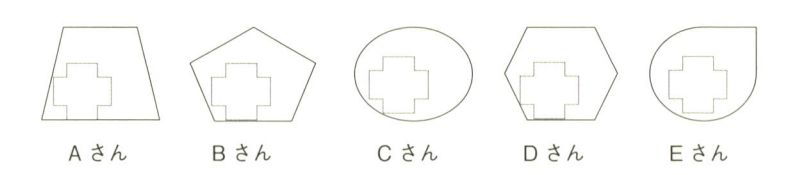

　　Aさん　　Bさん　　Cさん　　Dさん　　Eさん

1）要点を絞って雑談を避ける

　①学生が患者と行なったコミュニケーションの問題点を討議する。
　②各自がレポートを作成して、グループとして一つの論文にまとめる。
　③論文にまとめたものを、劇やスライドにして発表する。

　このグループは、意見を言いやすい和やかな雰囲気のグループで、「①」の問題点の討議においては活発に行なわれた。しかし、意見は飛び交うのだが、要点が絞られておらず、雑談に終始してしまうのだった。また「②」の各自が作成したレポートは、箇条書きだったり論文形式だったりとバラバラで、内容や構成が統一されていなかった。そのために、全員のレポートを読むことに時間を取られ、グループとしての論

文をまとめる作業に取り掛かれなかった。

2）共通点のあるレポートを書く

そこでリーダーは、内容と構成に共通点のあるレポートを書くように提案した。『看護学生のためのレポート・論文の書き方』[1]（筆者著、金芳堂）による講義はまだ序盤しか進んでいなかったが、全てを読破して、6章にあるケースタディの書き方に倣って全てのレポートを書くこと、500字程度にまとめることにした。

3）問題解決構成

これは、問題解決構成と言われる要約の書き方である。問題・目標・実践・結果・実践の有効性の5点で要約する方法である。そして、それぞれについて具体例を添えるという書き方が大事なポイントである。

患者とのコミュニケーションでどんな問題が生じたか。それを改善するためにどんな目標を作ったか。それを実践してどうなったか。さらにやり直しをしたか。失敗したことも書いた。結果はどうなったのか。どんな方法が良好なコミュニケーションをとるために役立ったか、役立たなかったかをレポートに書いた。

意見発表や討論の時には、これらの構成に沿って行なった。グループワーク毎に、リーダー、司会、書記を決め、交代制にした。タイムキーパーも設けた。こうして負担が一部の人に偏るのを防いだ。

4）雑談から緊張感のあるグループワークへ

すると、グループワークに変化が現れた。レポートの構成と内容を統一したことによって読みやすくなり、内容の把握が容易となった。文字数や発表時間に制限をつけることによって、各自が内容を整理し伝わりやすく要約して話すことを意識するようになった。以前のワークは雑談だったが、適度な緊張感が生まれて討論を行なえるようになった。その内容を書き留める書記の作業も軽減した。全体を問題・目標・実践・結

果・実践の有効性の5点で要約する方法は、文章構成だけでなく討論の展開においても有効である。

3．事前に自分の意見を書面にして持ち寄る

あるクラスで、実習で学んだことを薄井坦子著『科学的看護論』[2)]の「三重の関心」と「全体像モデル」の関係性について考察して発表するためのグループワークが5人のメンバーで行なわれていた。

1）旗振り役の提案で、グループワークが成功した

しかし、開始時にテキストを読んできたのは二人だけだった。ワークの回が進んでも二人の意見しか出なかった。リーダーが他のメンバーに意見を求めても、"二人の意見と同じ"としか発言しなかった。

グループワークをなんとか成功させたいと考えたメンバーの一人（旗振り役。リーダーシップをとる人。5章参照）が、グループワークの前に『科学的看護論』を必ず読むこと、そして、自分の意見を書面に記載して持ち寄ることを提案した。意見は本文の引用だけでなく自分の言葉でまとめる必要があることを付け加えた。

グループ全員がこれを受け入れて実行した。すると、グループワークに新展開があった。全員が意見を発表できた。それを確認することができて、新しい知識を共有できた。事前に予習することによって、他者の意見に共感や反論も可能となり、考え方を広げることができた。こうして、グループワークは、全員の意見が反映され、グループの意見として一つにまとめられて成功した。

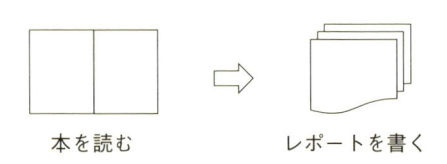

本を読む　⇒　レポートを書く

2）対比構成・分析構成
　この例は、実習の内容とテキストの内容との関係性をまとめるグループワークである。この場合は、一人ひとりが実習とテキストとの関係で理解したことを個別性のある独自な考えとして述べるものである。これは『看護学生のためのレポート・論文の書き方』（前掲書）の1章にあるように、レポートの文章構成としては分析的な構成か対比的な構成になる。対比構成は、テキストに書いてあることと実習で体験したことを比べてその相違を考察する。また、分析構成は、テキストの内容を分析して考え、また実習体験の要素を分析する。
　こうしたならば、それぞれのメンバーが自分では考えつかなかった内容を知ったり、理解不足であったことを悟ったり、あるいは、誤解していたことを正しく理解したりということもありえる。こうしてグループワークを発展させると「三人寄れば文殊の知恵」と言われるように、一人では為し得なかった深みのある学習が達成される。

4．グループの意見をまとめる役で練習

　「自分の考えたことや言いたいことをきちんとした文章にする時に、どのように表現したらいいかわからない」「文章の構成を組み立てることが苦手だ」という学生は多い。これらの問題を抱えた学生が、グループワークのレポートをまとめる役を引き受けて書く練習を行なった。グループワークが『看護学生のためのレポート・論文の書き方』（前掲書）を使った授業と平行して行なわれていた。

文章表現をメンバーと共に学ぶ

　レポートの文章構成は、「レポート・論文の書き方」の授業で学んでレポートを書いて練習してできるようになってきた。文章表現の練習は、グループワークでレポートをまとめる役を引き受けてすることにした。まず、グループで話し合った内容から自分で作成した文章をグループメンバーに読んでもらい、そしておかしな所を指摘してもらって書き

直した。うまく文章が作成できない時は、言いたいことをくだけた文章で紙に書き、それをメンバーに見てもらった。どのような文章を書きたいかを説明して、メンバーに一緒に考えてもらった。こうして、文章を構成するための技術と、語彙を習得して文章表現の練習をすることができた。

グループ学習は、グループワークの一つの形態である。教えてもらう方も教える方も共に学び合う。相互に益を受ける学び合い学習である。双方向的関係ができた時に人格の成長がある。

5．難航したグループワークを立て直す文章力

1年次に「レポート・論文の書き方」の授業を受けた学生が、2年次に7人のメンバーで実習のグループワークを行なっていた。メンバーは互いの得手不得手を補い合い調和したワークが進んでいた。しかし、発表のためのまとめをする段階で、一部の人に発言が偏っていると不満がささやかれてグループワークは難航し始めた。

1）難航した理由

リーダーは、『看護学生のための教育学』[3]の3章にある、「問題解決の態度には、自律と他律のほかに孤立と逃避がある。自律に傾いていると孤立するようになる。……他律に傾いていると逃避するようになる。……良いチームワークには、自律と他律の調和した態度が求められる」という視点から分析した。すると、7人のメンバーには、自律、他律、孤立、逃避がそれぞれ存在していた。そのために自律と他律の調和つまり「グループの輪」が形成されていなかった。ここにグループワークの難航した理由があった（本書 p.44 参照）。

2）ジョセフ・ラフトの「自律と他律の調和」

筆者は、この学生が受講している「教育学」でジョセフ・ラフトの『グループプロセス論』を翻訳して、大事な箇所をまとめて配布していた。リーダーは、この中から難航するグループワークの解決策を見つけた。

「自律と他律の調和は、集まった個々の人が、グループの目標やメンバーの一員としての資質にふさわしい新たな手順や基準、価値観を作り出すにつれて発達する。…基準や役割、コミュニケーションの形式の変化は、グループの雰囲気だけでなく、個人の動機にも影響を与える。…グループは意見の相違という問題を解決して自律と他律の調和に到達する」(髙谷訳)

"Group processes" [4] p.18

　自律的な人は役割を多く引き受けて重荷になっていた。他律的な人は依存状態だった。リーダーは、両者の過不足を調整することによってグループの輪を作ろうと考えた。また、1年次にレポートを書く作業を通して自分の意見に客観性を持たせることで相手と自分の意見を調整する「協調性」のある態度の習得ができることを学んでいた。このことから、グループワークでも各自が文章を書く方法は調和的なグループワークの実現に有効であるという仮説を考えた。

3）新たな手順と役割を設ける

　リーダーはグループ内のコミュニケーションの形式に新たな手順や役割を設けることを考えた。そこで、文章を書くことを提案し、メンバーで話し合い、以下の取り決めをした。

① 意見交換する時は、事前に自分の意見を明確にしたレポートを書いてくる。
② 司会者が中心になり、全員がレポートを発表、検討し意見交換する。
③ 書記が意見交換の内容を記録し、話し合いが停滞した時は、みんなで記録を見直す。
④ その日のグループワークでまとまった内容は各自が文章化する。

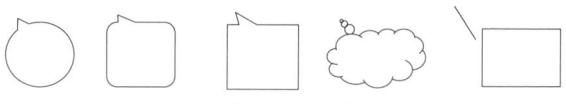

各自がそれぞれ文章化する

4）全員参加のグループワークに

　この手順を全員で実行し、メンバー全員が同等に意見を発言するワークを行なった。すると、グループワークに変化が起きた。特定のメンバーが中心だった話し合いも、発言の少なかったメンバーの意見が加えられるようになった。文章化によって、メンバーが意見を客観的に整理できた。メンバー間の共通の考えと異なる考えを分析した。意見交換内容と話し合いから生まれた新しい考えが記録された。そして、みんなで内容を検討し直した。

　思考を文章化するという客観化の作業は、各自が自分の傾向を知り、その欠点に対する調整の自主的な取り組みに有益である。全員が宿題レポートを書くという方法を採り入れたら「参加しないメンバーがいなくなった。全員が参加した」という成果が得られた。グループワークの準備や運営をする手順を踏むと、メンバー全員がグループへの責任感を持った。こうして、役割の過不足が解消されてグループの輪ができていった。

6．対立した意見をまとめる文章力

　1年次に「レポート・論文の書き方」を受講した学生が2年次の実習後に8人でまとめのためのグループワークを行なっていた。このグループは、自分の意見に強く固執し、意見を曲げないというタイプが多かった。リーダーはグループワークの方法を知らなかった。そのうえ、一人で作業する環境に慣れていて、グループで取り組むという時間のかかる作業に対して効率の悪さを感じていた。

1）個人の意見が対立（グループの意見がまとまらない）

　グループのまとめ発表をする準備の段階で、何度グループワークを行なっても意見が対立して、グループとしての意見がまとまらなかった。実習では、受け持った患者の経過や状態はみな違っていた。それぞれの学生が学んだことは異なっていたために、学んだことをグループの意見

としてまとめることが困難だった。

2）考えを文章にまとめてくる

そこでリーダーは、各自が一旦家に持ち帰り、自分達の考えたことを文章にまとめてくることを課題とした。メンバー達は、間をおいて考え直した。このことによって、冷静になって広い視野で考えることができた。その後のグループワークでは、これまで思い浮かばなかった考えが湧いてきた。そして、各自が書いてきたものを再びグループで共有し、その中で各自の良い部分を取り上げた。

書いてきた文章から疑問点を話題にすると、発言の少ないメンバーにも質問しやすくなった。するとしだいに発言の回数が増えていった。また、異なる意見に対しても、どうしてそう考えるのかについてじっくりと耳を傾け合った。

こうして、グループで集まり、意見を交換し合った。すると、グループの考えが深まり、徐々に意見がまとまっていった。その結果、グループ全員が満足のいくまとめ発表を行なうことができた。

3）対立する意見を新しい解決策に統合する

学生達は、自分の意見をレポートに書いて来ることによって、感情による主観的な主張を克服し、客観的、第三者的な意見にまで洗練した。そして、ジョセフ・ラフトの言う「対立する意見を新しい解決策の中に統合する」（高谷訳"Group processes" p.21）を実現した。

言葉によるディスカッションだけでは、感情に流された意見交換になってグループの意見としてまとまらないケースがある。「反対意見を排除する、非難する、批判する、打ち負かす」などの行動では、グループワークの輪が乱れる。「譲歩する、妥協する」などの行動は、納得いかないという嫌な感情が残る。

「対立は、どのグループでも避けられない……なぜなら、大規模な社会の

考え方が、競争か協働か、個人か同調性か、表現の自由か感情の抑制か、といった問題と絶えず格闘しているからである」(髙谷訳)

"Group processes" pp.21-22

　対立して意見がまとまらない時、何らかの理論がなければ、リーダーは仕方なしに闇雲に乗り切ることになる。このような時には、リーダーは個人の意見をまとめて発表するだろう。これでは、グループワークに費やした時間と精神的エネルギーが浪費されただけに終わってしまう。ここにグループワーク閉塞感の原因の一つがある。これを克服する方法が文章化の作業である。

4）文章化による意見の洗練

　今まで紹介したグループは、文章化という作業によって各自の考えを明らかにして、それをグループの意見にまで洗練した。この過程がグループの成長と成熟である。各自の考えを文章化することによって、客観化し洗練すると、共通点のある考えが導き出される。これがグループワークの困難を乗り越え、成功へと導くガイドとなる。

5）グループ全体像の設計

　グループの目標とする全体像を設計する。グループが何をするべきかの優先順位、つまり手順や目標、役割や仕事を決める。全員が話し合いに参加して合意して決める。決めたことには全員に責任がある。リーダーの役割は、指示を出すのではなく最終的な責任を取ることである。

　実践科学では計画・実行・評価という考え方がある。実行の段階では、「そんなことは聞いてなかった」ということのないように、報告・連絡・相談が重要になる。また、評価は、先を見通すという意味の先見的な能力を働かせてメンバー全員で良い結果を得るように行動する。

　話題が本線から脱線して雑談になってしまうことがある。これは、場の雰囲気を和やかにすることもあるが、司会者が話題を本線に戻す必要

がある。全員がグループワークの設計者で、会議を生産的にするという自覚が必要である。また、起承転結構成の話は聞く人にわかりにくいので、「結論→要約→結論の理由と具体例」という順序で話すという約束事にすれば、緊張感がもたらされて会議が進めやすくなるだろう。

グループワーク手順のまとめ

1. グループワークの手順を決める。
2. 必要に応じて、役割を分担する。
3. 事前に、はじめに全体の要約を置いたレポートを書く。
4. 事前に、共通点のあるレポートを書く。

自己学習（レポート課題）（500字程度）●●●●●●●●●●●●●

＊あなたが参加しているグループワークの課題について、要約とその具体例であなたの考えを述べるレポートをまとめなさい。

キノコちゃん

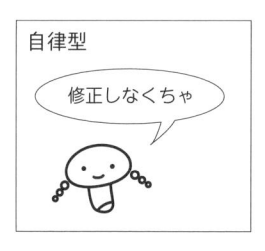

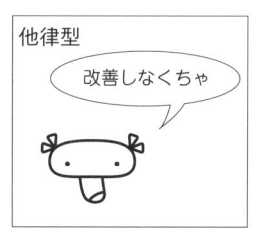

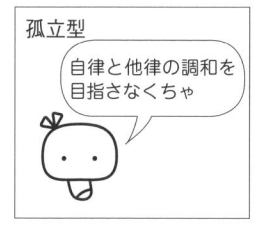

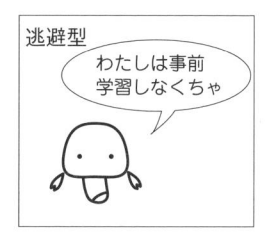

自律型	他律型
修正しなくちゃ	改善しなくちゃ

孤立型	逃避型
自律と他律の調和を目指さなくちゃ	わたしは事前学習しなくちゃ

2章 人格を成長させ成熟させる

無知を自覚する・質問を事前に考える・自分を知る

　「グループワークの時期になると、クラス全体が閉塞感に満ち溢れていた」と、学生がレポートに書いた。グループ分けがなされて話し合いが始まったとしても、自分の考えがなくて意見が言えない、意見が対立してまとまらないなど学生の人格が未熟であれば、グループワークはうまく進まないだろう。グループワークを成功させようと考える人は、メンバーの人格の成熟という課題に取り組む必要がある。事前に行なう自己学習が成功へのヒントである。本章では、グループワークを成功させるために、人格を成長させ成熟させるレポートを書くことについて述べる。

1．無知の知（無知の自覚）

　「グループワークは苦手」「グループワークは嫌」という人は多い。その理由の一つに、グループメンバーの人格が未熟という問題がある。たとえば、事前学習をしない、知らないことが恥ずかしい人は発言できないだろう。世界には膨大な量の知識がある。我々が知り得る知識はその中のほんの一部分だけなのだから、知らないは恥ずかしくない。一方、実習後のグループワークやテキスト学習のグループワークであれ、成熟した学習者は事前学習をしている。このように人格が成長したならば、グループワークが手際よく進むだろう。

1）事前学習していないための無知

　事前学習をしていないという隠された動機が発言できない理由の大半を占める。それは受け身の「させられ学習」が習慣化しているせいであ

る。そのために、恥ずかしい、ほかの人に聞けない、わからないなどとごまかすことになる。間違ったことを言うのを恐れているので発言できない人もいる。筆者の『看護学生のための教育学』（前掲書）を使用した講義におけるレポートから調べた結果、学生のおおよそ6割がこのような状態だった。

　自分の意見を言えない理由は、事前学習をしていないためだろう。このような人々はグループワークの意見交換の場に出席して存在していること自体が苦痛だろう。おそらく、逃げ出したい気持ちが支配しているに違いない。2000年頃から、脳の研究者によれば、脳では新しい神経細胞が作られていて、脳の神経細胞ネットワークが拡大し成長していると考えられている。ところが、拒絶や仲間外れなど苦痛が与えられると、神経回路の細胞が壊れて脳が萎縮すると言われている。これらのことを考えれば、グループワークを成功させる方法を習得する重要性は、いくら強調しても強調しきれない。

　自分の考えがあって、その根拠のある発言をする人は無知を自覚し、事前に学習している。このような人は、人格が成長し成熟している。こうして新たな課題に対して立ち向かっている。

2）ソクラテスの無知の知

　さて、無知の知（無知の自覚）は、遠く2千年以上も前の古代ギリシア時代にまで遡る。ソクラテス（BC470～399）は自分の知は部分知であることを自覚していた。無知を自覚している者こそ最大の知者である。彼は知者と言われる人達と対話した。政治家達は善や美について何も知らないのに、知っているかのように思い込んでいただけだった。ギリシア悲劇の作家達は自分が知恵ある者だと信じ込んでいただけだった。手に技能を持つ人達は、技術が優れていることを理由に、自分が最高の知者だと錯覚していた。これらは無知と言われる。

◯　　　　◯　　　　◯　　　　◯
　ソクラテス　　政治家　　　作家　　　技能者

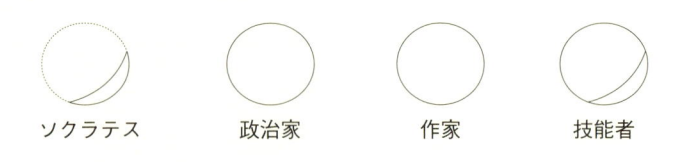

3）ソクラテスは死刑に

　そこでソクラテスは、このことを対話によって知らせて、気付かせてやった。ところが、その男達にもそこにいた多くの者にも憎まれてしまった。彼は70歳の時に裁判にかけられて死刑にされてしまった。彼は、憎まれないような方法を自分自身で考え出すように身をもって我々に教えている。

　その方法は、相手の認識を否定せず、自尊心を尊重して謙虚に関わる方法である。まず、恥をかかせるような人前での指摘を避け、個人的に会って話す。次に、言葉だけでは圧迫感を与えるので資料を介在させて説明する。そして、説明しつつ質問をして、さらに理解したことを教えてもらうという態度で共に学ぶ方法がある。

2．質問の改善（質問の予習）

　グループワークでも事前に質問を用意する、いわゆる予習が必要である。盛り上がりのあるディスカッションや話し合いをするには、良い質問が必要である。話し合いはコミュニケーション（伝達）である。情報の送り手と情報の受け手の間の双方向的伝達である。送り手からの情報が正しく伝わるためには、受け手からの確認質問や補足質問、その他の質問が必要になる。だから、事前に質問を紙に書いて用意する。

　この場合、質問するには「なんだ、そんなこともわからないのか」と無知さ加減を知られることになるので、小さい勇気が要る。しかし、その質問は、そのグループのメンバー全員の益になる。同じように考えている人がいる場合があるし、話題を広げるきっかけにもなる。良い質問は質問者と情報提供者にとって、問題を明確にしたり、解決の参考情報が得られたりして双方に益となる。

質問を予習しておく

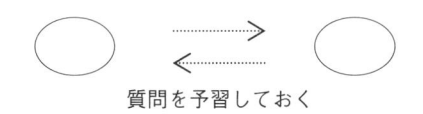

1）確認質問

聞き手の聞き漏らしや話し手の説明不足などから、「……についてもう一度、説明してください」や「……と理解しましたが、それでいいですか」と聞き手が確認するための質問である。こうして話題を広げる。

2）意味を問う質問

専門用語やカタカナ語などはわかりにくいものがある。たぶん、こうだろうでは議論が深まらない。辞典で確かめるなどすると、真実に近づくことができる。メンバー全員で用語の意味を理解し直すことができたら、グループワークの面白さを体験するだろう。

3）補足説明を求めた質問

理由や根拠の補足説明を求めた質問は、批判的ではあるが、建設的である。情報提供者は、説明の不足や弱点を知り、話題の根拠を補強することにもなる。この質問は、情報提供者の益となる。また、メンバーは質問者の質問によって理解を深めることになる。質問するということは教えることでもある。良い質問には共に学ぶという学習方法のヒントが含まれている。

4）要約を求める質問

話題提供者の長い話は、聞いている人にとって要点がわかりにくいことがある。そこで、聞いている人が「ポイントは何ですか。100字ほどで要約してください」と質問する。すると、双方にとって話の内容を簡潔に整理することになる。最も簡略な要約はキーワードである。「キーワードを5つ挙げてください」という質問は、話し手が最も簡潔に要約することのできる質問である。

5）閉じられた質問と開かれた質問
　　質問にはさらに、閉じられた質問（限定質問）と開かれた質問（拡大質問）がある。閉じられた質問は聞く人の疑問を解くための「聞く人中心の質問」である。これに対して、開かれた質問は答える人が自分の心の中を振り返る「答える人中心の質問」である。この質問はどちらが優れているとか劣っているということはない。場面によって臨機応変に使い分けたり組み合わせたりする。
(1) 閉じられた質問（限定質問）
　　事実の質問：事前学習をしてきたか。氏名、趣味などの質問
　　理解の質問：はい、いいえなど多項目選択質問
　　過去の質問：どうだったか。何があったのかの質問
(2) 開かれた質問（拡大質問）
　①応用の質問：譬えは話題を広げ、理解を深める。糖尿病を何かに譬えて説明してください。今の話を何かに譬えてください。
　②分析の質問：要素分析（寝たきり患者に必要な看護は食事・排泄・清潔の援助と分析する）、帰納分析（隠れて甘い物を食べる糖尿病患者は自己管理できない患者と分析する）、演繹分析（糖尿病患者は末梢血管や視神経、腎臓障害が分析できる。
　③仮定の質問：実現の可能性はどうあれ、考え付くあらゆるアイデアを出してください。もし、…できたら。夢と希望を語る。
　④評価の質問：易しい。難しい。面白い。面白くない。多い。少ない。
　⑤肯定の質問：何か良い考え、建設的意見を出してください。
　⑥未来の質問：どうなりたいか。どんなことを希望しているか。
　⑦考えの質問：いろいろな考えがあるでしょう。異なる意見を出してください。
　　これらの質問の技術を練習して高めたなら、グループワークが活発にできるだろう。質問を予習して練習すると、グループワークに参加するのが楽しみになるに違いない。

3．わたしメッセージ

「あなたメッセージ」は攻撃的である。「あなたの意見は……だ」「あなたは……だ」というメッセージを送られた人は、非難された、間違いを指摘された、恥をかかされたと感じるだろう。ディスカッションの場面で「あなた」を主語にしたメッセージは、批判や評価、非難、指示や命令の意味を含んでいる。これでは議論というよりも喧嘩に近いものになる。これでは生産的な議論は難しくなる。

一方、「わたしメッセージ」は友好的である。「わたしは……と考えます」「わたしは……を提案します」というメッセージを送られた人は、自分の考えやできることの意見を述べやすくなるだろう。「わたしメッセージ」は、話題という焚き火に薪を加えるようなものである。話の内容がもっと燃え上がり、白熱するに違いない。

さらに「わたし達」を主語にした発言ができたら、グループワークがもっと洗練されたものになるだろう。「わたし」が主語の発言は自己中心的である。しかし、「わたし達」という主語にすると、みんなの意見をまとめたものになる。これは、私的意見を超越して公的なグループの意見にまで洗練された意見にする方法の一つである。

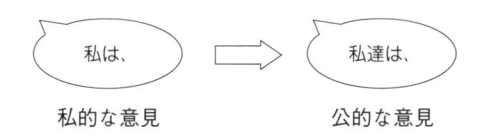

私は、 ⇒ 私達は、

私的な意見　　　　公的な意見

4．自己を知る（汝自身を知れ）

ソクラテスの時代にギリシアには「汝自身を知れ」という標語があった。自己を知らずして他者を知ることは不可能である。さて、人々はどのようにして自分自身を知ろうとしてきたのだろうか。

1)「ジョハリの窓」

　この方法が明確になったのは、Joseph Luft の"Group Processes An Introduction to Group Dynamics"[4] 1963（ジョセフ・ラフト「グループプロセス論　グループ関係学入門」）だと思われる。

　「巧みなムカデは、"百の足"を使ってうまく歩いている。同じように、多くの人々は、どの足を先に出すかについて考えずに他の人々とうまくやっている。しかし、他の人々の行動との関係において、難しい問題が生じた時や、今までの方法でうまくいかなくなった時、我々が新しいことを習得したいと思った時には、我々自身の行動を他者の行動との関係から調べるほかに選択肢がない」（髙谷訳）　　　　　　"Group processes" p.10

　このように、自己を知るために「他者の行動との関係から調べる」という方法がある。彼は3章で「ジョハリの窓」理論を説明している。

	自分が知っている	自分が知らない
他の人々が知っている	I 自由行動の領域	II 盲点の領域
他の人々が知らない	III 避ける・隠す領域	IV 未知行動の領域

図A.　ジョハリの窓　"Group processes" p.10

　自分について、Iの領域は自分が知っており他者も知っている、IIの領域は、自分は知らないが他者が知っている、IIIの領域は自分が知っているが他者は知らない、IVの領域は自分も他者も知らない領域を示す。このようにして、他者との関わりにおいて自分を調べることができる。
　「ジョハリの窓」は、サンフランシスコ州立大学臨床心理学者 Joseph Luft と UCLA の Harry Ingham（ハリー・インガム）によって考案さ

れたアイデアである。本書には説明はないが、「ジョハリ」は二人の名前の合成語である。

　組分けされたばかりの新しいグループでは、Ⅰの領域は非常に狭い。名前と顔を知っている程度で、上辺だけの対人関係の状態である。短所と長所を含めてメンバー達の自己開示が進むにつれて、Ⅰの領域は拡張し始める。すると、Ⅲの隠す・避ける領域が縮小し始めると、ジョセフ・ラフトは書いている。これが人格の成長である。ただし、彼によると、Ⅱの盲点の領域の縮小は時間がかかるという。彼は「なぜなら、我々が感じたことや為したことについて、我々自身の盲点には心理的性質が持つ尤もな理由があるからである」（髙谷訳 "Group processes" p.11）と書いているが、説明はしていない。

　筆者が推測するに、無知の知の困難さが考えられる。人にはプライド（自負心）がある。英語のprideと日本語の「自負」には「誇り」とともに「うぬぼれ」という意味がある。うぬぼれの強い人は、無知さを自覚することは難しいだろう。これが「尤もな理由」と思われる。

　彼は、Ⅳの領域について、Ⅱの領域の変化よりさらにゆっくり起こると推測している。また、個人的な対人関係の中で強く影響を及ぼすとも書いている。

2）隠す・避ける思いを尊重

　グループワークでは、Ⅰの領域を広げることが目的である。しかし、彼は、Ⅲの領域の避けておきたい、隠しておきたい人に対しての「察し」と「思いの尊重」についても書いている。

　「感受性は、Ⅱ、Ⅲ、Ⅳの領域の行動の隠された面を適切に察し、それを隠しておきたいという他者の思いを尊重することを意味する」（髙谷訳）
"Group processes" p.12

　これは、Ⅱの盲点の領域でもⅣの未知の領域でも同じである。アメリ

カ人はオープンな国民性があると思われている。察し合いの文化を持つ日本人からすると、驚きの指摘とも思われる。しかし、ソクラテスが憎まれて殺された教訓からすると必要な配慮である。

5．双方向的な教育関係

　教育は、教える者と教えられる者との双方向的な働きかけである。決して、教える者からの一方向的な働きかけではない。それは押しつけであり、相手の意思を尊重していない。一方、双方向的な教育関係は、相手の意思を尊重している。教える者は教えられる者から教えられる。そして、教える者は教えられる者から多くの益を受ける。勉強を教えた人は、もっとうまく教えようとして勉強に励む。共に学び合うところに人格の成長がある。教えた人は、教える面白さを体験し、自尊心が高まる。『看護学生のための教育学』（筆者著、金芳堂刊）のテキストで講義を受けた学生達は次のようにグループワークに成功していた。

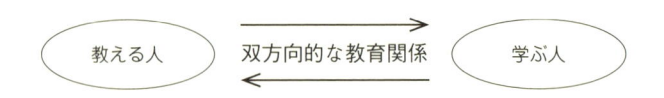

教える人　⇄　双方向的な教育関係　⇄　学ぶ人

1）事前に考えを文章にした

　グループワークで話し合いをするうちに自分の意見がわからなくなることがあった。それで、互いに学びあうという考えを応用して立て直すことにした。まず、事前に考えを文章にするなど準備を念入りに行なった。そして意見発表した。すると、グループワークでは自分の説明不足をほかのメンバーが補ってくれた。自分の意見の採否にかかわらず、意見を言うことで視野が広がった。こうして自分の考えが深まり、グループとして良い意見がまとまった。

2）人格の成長を積極的に目指した

　リーダー役に抵抗があったが、それを果たすことによって人格が成長

すると考えてリーダーを引き受けた。そこで、「教育学」で習得した、教えることによって教えられる、無知の自覚、苦難の意味付け、労作的に学ぶということを積極的に実践した。その結果、グループワークに成功し、多くの学びを得た。

3）過去を振り返って自信と自尊心を持った

「教育学」の講義では、過去を振り返ってレポートを書いた。そうしたら、自分にも誇れるものが沢山あったので、自信と自尊心も持てた。その結果、他者の目が気にならず、グループワークが楽になった。

6．事前学習、自己学習

看護師を目指して入学したけれど、学習に追いついていけないと感じている学生は意外と多い。その原因は、高校までの「させられ勉強」にある。筆者は、「基礎科目」で「レポート・論文の書き方」の講師をしている。第1回目の講義の開始時に学生に尋ねてみると、事前にテキストの予習をした学生は1クラス40人のうち数人程度である。これでは授業についていけなくなるだろう。

ところで、これを改善する「自己学習」という学習方法がある。これは自分で計画して学習する方法である。グループワークも同じである。なんの準備もなくグループワークに参加しても、ついていけなくなるに違いない。そこで、「事前に予習する」という方法を取り入れる。そして、実行するとグループワークに追いつけるに違いない。「教育学」の講義を受けた学生達は、これを実践して追いついた。

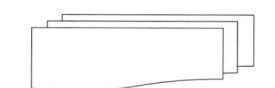

グループワークの事前学習（自分の意見を文章化する）

1）自分の意見がほかの人に役立った

　グループワークでは、周りの学生に圧倒されて意見が言えなかった。そのために、疎外感を抱いてしまっていた。グループワークでは意見交換が目的である。自分の意見が劣っていると思い込んでいたことが、意見を言えない原因だった。「教育学」で自分の考えを15回にわたって書いてきた。すると、違う意見がほかの人の役に立つことがわかった。そこで、グループワークでは、自分の意見を述べた。また、他者の意見を要約もした。そしてグループの意見に組み込んだ。充実したグループワークだった。

2）自分の考えに根拠をつけて発言した

　グループワークが苦手なのは、積極性が足りないからだった。自分の長所を理解したうえで短所を克服するよう目標を持った。自分をよく知るようにした。ワークに参加する際には、自分の意見をレポートに書いてワークの準備を十分にした。特に、自分の考えに根拠を付けて意見を主張するように努めた。わからないことは尋ねた。ほかのメンバーの意見を肯定的に受け止めてから、自分の意見を言うようにした。すると、グループワークを円滑に行なえた。

3）グループワークの成功体験

　共に成長したというグループワークの成功体験がなかったならば、トラウマ（心的外傷）になるほどに、グループワークは嫌という感情が残るだろう。筆者が行なった看護学校教員向けの講演会の後での雑談で、教員は「グループワークは嫌」とつぶやいていた。おそらく、グループワークに成功したという体験が一度もなかったからだと推測される。

4）グループワーク成功への希望

　筆者は、1年次に「レポート・論文の書き方」を2年次に「教育学」の講義を担当している。この「教育学」では人格を成長させ成熟させる

内容の講義を行ない、学生達はそのテーマで自己分析してレポートを書いた。そのクラスはやがてグループワークが円滑に進むようになった。

本章の初めに紹介した学生は教育学の最終回レポートに「最近は違う。徐々にクラスメイト全体の個性や行動が顕著になり、より効率的で内容の濃いワークを求めて、スクラムを組み始める光景が、あちこちで見られるようになった。みんな、他者との人間関係を円滑に結ぶ能力が成長したためと考えられる。共に学ぼうと相手を尊重することができたからである」と書いた。放課後、レポート添削後に筆者が帰ろうとすると、グループワークの続きをしている姿が玄関ホールにあった。共に学び合い成長できたという成功体験が一回でもあるならば、グループワークの取り組みに希望が持てるだろう。

5）家庭での学習時間の自己管理

ある高校では「毎日の生活時間報告ノート」があって、学生に記入と提出を求めている。筆者の通勤途中、隣の席である学生がこれを電車の中で記入していた。本来、これは就寝前に記入すべきものである。家庭でこれさえも記入していないということは、家庭での自己学習は全く行われていないことを意味する。

2013年12月、仙台市教育委員会と東北大学加齢医学研究所が行なった中学生24,000人を対象とした調査結果が公表された[5]。これによると、家庭学習を2時間以上しても、スマホを1時間以上使うと成績が下がるという結果が出た。2時間以上家庭学習して4時間以上スマホを使った学生は、家庭学習が30分以内でスマホが1時間以内の学生よりも、数学で15.3点成績が低かった。これは、1日に1時間以上、メールやゲームなどに脳をさらすと、学習の記憶や思考力が失われるデジタル学習障害が発生するということを意味する。

1週間のスケジュール表を毎週作って生活時間を自己管理する。自己学習の時間を取って事前学習する。脳には、脳のトレーニングと栄養と睡眠が必要である。また、脳は睡眠中に短期記憶を長期記憶に保存し直

していると言われている。睡眠を十分に取れば、記憶や思考において賢く働く良い脳ができていくだろう。

グループワーク手順のまとめ

1. 事前学習、グループワークの準備レポートを書く。
2. 事前学習、グループワークの質問レポートを書く。
3. わたしメッセージ、わたし達メッセージを用意する。
4. 他者との関係によって自分を知る。

自己学習（レポート課題）（500字程度）●●●●●●●●●●●●

＊あなたがグループワークについて「嫌い・苦手・嫌など否定的な印象を受ける理由」を分析してレポートしなさい。

キノコちゃん

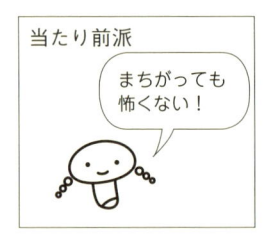

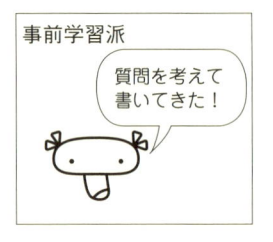

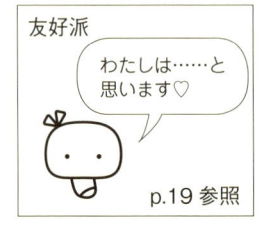

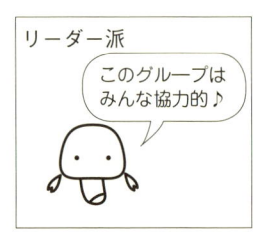

当たり前派
「まちがっても怖くない！」

事前学習派
「質問を考えて書いてきた！」

友好派
「わたしは……と思います♡」
p.19参照

リーダー派
「このグループはみんな協力的♪」

3章 自己開示のレポートを書く

短所や長所、性格の傾向を自己紹介する

　本章では、グループワークを成功させるための自己開示のレポートを書くことについて述べる。学生のグループワークには、テキストを使ったグループ学習や実習のまとめのグループワーク、オープンキャンパス、日直や週番、掃除、その他がある。これらのグループワークを成功させるためには、「わたしは……できます」「わたしは……できません」などの自己開示が有用である。自己開示にあたっては、判断力を自律的に働かせて、開示するか開示しないを選択する。

　ただし、ジョセフ・ラフトが書いている「感受性は、Ⅱ、Ⅲ、Ⅳの領域の行動の隠された面を適切に察し、それを隠しておきたいという他者の思いを尊重することを意味する」(髙谷訳"Group processes" p.12)という配慮は肝に銘じておく必要がある。自己開示を求める人は、ソクラテスが人々から憎まれて裁判にかけられたという教訓を唇の横に置いて、配慮のある言葉を選ぶ必要がある。必要ならば「後になって言わなければよかったと後悔すると思われるようなことは言わないでください」と添える。

1. 自己隠蔽と自己喪失

　自己開示を最初に学問的に研究し始めたのは、心理学者シドニー・M・ジュラードである。彼は『透明なる自己』[6]で自己隠蔽と自己開示について書いている。一般に人々は自己を隠蔽している。それは精神的なエネルギーが必要で、対人関係でストレスになる。自分に対しても自己を隠していると、やがて自己を喪失していく。これは不健全で、やがて、自分自身が何者なのかがわからなくなってしまうという恐れがある。

1）自分を守るための自己隠蔽
　　自分を隠すということには、いろいろなきっかけがある。
(1) 自己の存在を抑圧
　　筆者は1948年北海道の山奥で貧しい農家の6番目に生まれた。親は、子どもはもういらないという理由で、名前を「おさむ」にした。これを何度か聞かされて育った。子ども時代にはわからなかったが、成人してからそれは「お前は存在しない方がよかったのだ」という意味だったと知った。筆者の下に3人の子どもが生まれた。
　　子ども時代から、自己主張を抑圧して、黙々として生き延びてきた。そのせいで、社会に出てからきつい言葉や反骨的な言葉を発するようになって対人関係でうまくいかなかった。これを修正するのに長い年月がかかったが、自分の存在価値を見つけ出した。その後、自分の名前は学問を修めるという意味だと納得させている。

(2) 自己開示は対人関係を改善
　　この体験が学生達の指導に役立っている。「教育学」でレポートを求めたら、筆者と同じような体験をしている学生がいた。「上が男の子だったらあなたは生まれていなかった」と言われて育った。親には悪気はなかったのだろうが、これは「あなたは生まれなかった方がよかった」という意味である。この学生も期待されるままに、自己主張をしないで、差し障りのない飾った言葉を使って自分を隠して生きてきた。これは無意識にしていた行為だが、自分を守るために必要なことだった。
　　実習に出て患者と良好な人間関係を築くことに失敗が重なりだした。実習指導者からは、対人関係を改善するように厳しく指導された。これまでの生き方を変えなければならない事態に遭遇した。そこで「教育学」で書いた15回のレポートを読み直した。すると、そこには、自分の思いと感情が、飾らず偽らず、素直な言葉で書かれていた。この日以降、実習で自分の思いを言葉で表す時には、拙くても素直な言葉を使って患者とのコミュニケーションに励んだ。そしてそれを記録した。すると、良好な対人関係へと改善された。

2）自己開示と人格の成長

　ジュラードは、自己を隠して生きている看護師は患者が自己開示をすると脅威を感じる、また、人間として成長すれば自分と違った人から受ける衝撃が少なくなるとも書いている。本書は絶版である。本書からの抜粋を紹介する。

　「すべての人が、あらゆる瞬間に直面する選択は、こうである。私たちはいまあるがままの姿を仲間たちに知らせているか。それとも、現実の自分とは違う人間に見られたいと願って、本当の自分をかくしているか、である。…人間はその誠実な存在を、仮面の背後にかくすことを選んできたのである。…私たちの生き方がほかの人びとによってほんとうに知られないとき、私たちは誤解されることになる。…私たちが、自分の存在をうまく他人に対してかくすことができると、私たちは、真の自己との接触を喪失していくのである。…

　本書は一貫して、つぎの仮説を探求しようとしている。つまり、人間がほかの人びとと、共に存在する勇気を習得し、自分にとって意味ある目的を発見するときにかぎって、人間は健康と最も充実した人間的発達を達成することができる、という仮説である」（序文）　　1964年 S. M. Jourard

(1) 自己開示と良好な関係（(1)～(6)は『透明なる自己』からの引用）

　親や仲間に最高の開示性を示した看護学生は、開示性の低かった学生よりも臨床の仕事に進んだ時、患者と密接な交わりの関係をつくり上げるのにいっそう上手であることだった。p.15

　生活の中で他人に喜んで自己開示することと、他人がその人に開示することの間に相関があることを発見した。p.15

(2) 自己隠蔽は不健康

　全ての不適応者は、自分自身をほかの人に知らせないようにしており、その結果自分自身を知らない。…ほかの人に知られるのを避けるために、一生懸命たたかっている。…ストレスを自分自身に与えている。p.39

(3) 自己開示は創造的

　　人間が実存において希望、意味、目的および価値を見出す時、「こころが強化されている」と呼ばれる。p.49

　　引っ込み思案で自己をかくそうとしているなら、大胆になりなさい、もっと自己開示しなさい、いっそう創造的な自己になりなさい、と言いたい。p.69

　　「世話する」相手によって聞いてもらうことは、アイデンティティを強化し、心を動員し、自己治癒力を増進させる。p.108

(4) 開示と善意

　　誰でも、善意がない人には自分の真の自己を隠そうとする。p.176

　　患者に対して透明であること、その関係の中での人の経験には、かくされたものがまったくないこと…これが、すぐれた心理治療にとって基本となる。p.183

(5) 自己開示と共感

　　看護師が自分の自己を恐れ、それを無視するようになれば、患者の真の自己が表現されると、たいへん脅威を感ずるようである。p.227

　　自分の真の自己の広さと深さをいっそうよく知っている看護師は、患者に「共感する」ことができ、患者の自己開示をすすめる。p.228

　　人は、温かく許容的で関心のある聞き手に対して自分を開示すると言えよう。自己開示に導き、それを強化する技能は学習できる。p.237

(6) 成長と共有

　　あなたが人間として成長すればするほど、あなたとは違った人々から衝撃を受けることが少なくなる。そして多くの方法で、あなたが成長していけばいくほど、あなたは全ての人に対していっそう違ってくるし、いっそう似てくる。…それは全ての人が人間であるからだし、感情、希望、恐れ、疑い、喜びそして悲しみを共有して生きているからである。違ってくるのは全ての個人は人間主題による変奏曲であり、その相違が尊敬されるべきことを求めているからである。p.253

3）自己開示と患者への援助

　高齢の患者は病気の受容ができない状態で、その進行に不安を抱いていた。そして、実習生に対して「あなたにはこの病気の苦しさがわからない」と感情をストレートに表出した。バイタルの測定においても聴診器を当てることに「冷たいからやめて」と拒否的だった。

　「あなた…」を主語にした「あなたメッセージ」は攻撃的である。一方「わたしは…」を主語にした「わたしメッセージ」は、相手の人に対して無害である。実習で学生は、患者の病気を調べたことなどを含めて自分のことをたくさん開示した。その結果、患者は受容的になった。

2．教育学での自己開示

　グループワークは自己開示の場である。メンバー達が実体験を失敗も含めてあるがままに自己開示したならば、グループのメンバー達は知識と体験を共有してワークを成し遂げることができるだろう。その結果、人格が成長し成熟するだろう。

　レポートでの文字と文章による開示が自己開示の第一段階である。これができれば、自然に言葉による開示が可能になる。これは、話す―聞く―読む―書くという能力が全人格の中で一つに統一されたものだという理由による。書く練習をすると話す能力も共に向上する。

　話す　―　聞く　―　読む　―　書く
　　　　　全人格に統一された能力

1）自己開示は解放

　小学校時代の参観日、ある児童が板書(ばんしょ)していて間違った。間違いを指摘されたのではなかったし、笑われたのでもなかった。途中で気が付いて訂正できたのだが、この日以来、人前での意見発表ができなくなった。その後、通知表に「みんなの前で発表できるようになりましょう」と記入され続けた。なんとか直したいと思っていたが、改善できなかっ

た。そして、筆者が講義を受け持っている学校に入学した。

　学生は1年次の「レポート・論文の書き方」で15回の400字レポートと2,400字の評価レポートを、2年次の「教育学」で15回のレポートと5,000字の評価論文を書いた。この中に、この学校に入学してレポートをたくさん書いてきたら、いつの間にか人前での発表が自然にできていた。グループワークでの発言も、人前での週番の発表も自然にできるようになっていた。これは、たくさん書いたレポートの中で自己開示をしてきたおかげだったとあった。

　この学生は、文字や文章によってその思いを開示したことによって隠す必要がなくなったので、心の重荷から解放されたのだと推測される。

2）過去の行動様式を未来に改善

　「レポート・論文の書き方」の1回目のレポートテーマは「文章を書く思い（過去・現在・未来）」である。筆者の2013年調査によれば、学生の96％が文章苦手と回答している。苦手を明らかにして、これを解決するための大きい目標（例：文章苦手を克服し、2,400字のレポートが書ける）と小さい目標（3段落構成を習得する、30分で原稿用紙1枚を書き上げる。予習して下書きをする）を作る。

　「教育学」のレポートテーマは、無知の知の考察、養育者からどのように愛されたか、教えることによって教えられる関係、子どもは小さい大人ではない、反抗期の考察などと続く。

　これらは、親との関係、友人との関係など過去の自己開示である。我々の行動は、過去に習得した行動様式を再現しているという仮説からこのようなテーマを設定している。受講生らは、過去を分析することによって、気付き、洞察、慰め、癒しを体験して、未来に向けて行動様式を改善している。これが人格の成長である。

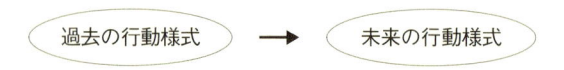

過去の行動様式　→　未来の行動様式

3.「ジョハリの窓」の自己開示
1）グループ関係学演習の目的

　ジョセフ・ラフトは『グループプロセス論』の3章で、グループ関係学演習の目標を、Ⅰの領域を広げることだとしている。

　知らなくても、できなくても恥ずかしいことではない。わからなければ聞けばいいということがわかると、隠す必要がなくなる。すると、不安が解消されて、安心して自由でいられるようになる。隠すエネルギーがいらなくなるので、自分自身でいられるようになる。その結果、ワークの成果を作り出せる可能性が大きくなり、未知だった、新しい考えが湧いてくるだろう。これは、新概念に対しても開かれたことを意味する。これが、学習による習得であり、人格の成長である。

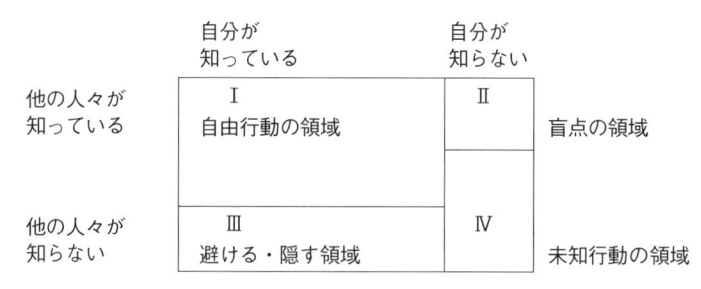

	自分が知っている	自分が知らない
他の人々が知っている	Ⅰ 自由行動の領域	Ⅱ 盲点の領域
他の人々が知らない	Ⅲ 避ける・隠す領域	Ⅳ 未知行動の領域

図B. 演習の目的（髙谷訳 "Group processes" p.13）

　このようにグループワークが進むと、グループ内の対人関係だけでなく、自分自身についても、新しい考えに開かれることを意味する。すると、ほかの人々とのグループワークを遂行することに対して魅力を抱くようになり、積極的に参加するようになる。

2）グループ内での意見交流の初期段階（意見交流が表面的）

　グループワークの初期段階では、意見交流が表面的で、心理的圧迫感があって、意見交換が堅苦しく、自発的ではない。このことを「ジョハ

リの窓」理論（図C）では、Ⅰの領域が非常に狭く図に示されている。特に、Ⅳの未知領域の広いのが特徴である。

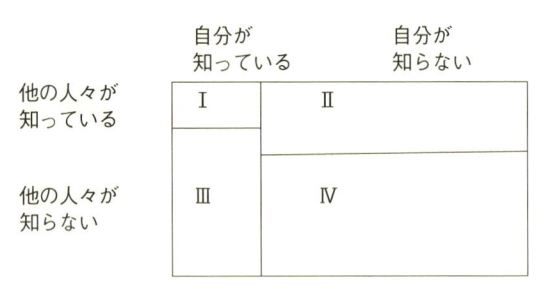

	自分が 知っている	自分が 知らない
他の人々が 知っている	Ⅰ	Ⅱ
他の人々が 知らない	Ⅲ	Ⅳ

図C．新しいグループでの意見交流の始まり
（髙谷訳"Group processes"p.13）

　この段階では、提案されたアイデアが出されたままになっていて、どのような意味や価値があるのかが放置されている。メンバー達は、他人事のように、出席しているだけの状態である。
　さて、この閉塞状態を打破するのが自己開示である。隠す・避ける・盲点の部分を開示するには、小さい勇気がいる。もしも、わからない、教えて、失敗した、助けてというメッセージを発信し合ったら、メンバー達の自己開示が進むだろう。

4．「未知の領域」の自己開示
　グループワークでは、Ⅳの「未知行動の領域」も開示されることがある。すると、他者の行動との関わりから自分の未知行動の領域が明らかになって、人格の成熟がある。

1）未知の自分を発見
　全てにおいて、効率よく物事を進めることだけが良いことであると考えている学生がいる。そういう人はグループワークの意義がわからず、グループワークは嫌だという感情を持っていることがある。一人で作業する方が効率的だと考えているので、グループワークは効率の良くない

作業である。

　グループには多様な価値観のメンバーが存在する。人それぞれ生まれ育った環境が異なり、個々に考え方も異なっている。やがて、グループワークが進むと、メンバー個々の価値観の違いを理解し合い個人の視野が広がる。さらに、他者との関わりの中から、今まで知らなかった未知の自分自身の人格について知る体験をする。

　グループワークの進展によって他者を理解する時間が進んでいくと、メンバー同士での信頼関係が築けて、グループの結束力（グループの輪）が強くなる。グループワークは、効率は良くないが、一人だけでは得られない、人と人との繋がりを得ることができる良い教育方法の一つである。こうして、グループワークに取り組んで意義を学ぶと、グループワークに対する嫌悪感が消えて、その良さが体験される。

2）集団的愚行の危険性

　発表した意見の背後には、価値観や思想が存在する。自己開示するとその人の価値観や思想が明らかになる。ここから、議論が深められて妥当なグループの意見がまとまる。もしも仮に、自己を隠蔽したグループワークが進行すると、そのグループワークには、集団的愚行（group folly）が発生する危険性（リスク）がある。これは、不適切な意見がグループを支配して、グループが誤った結論を選ぶ現象である。グループが少数意見を否定する時に発生しやすい。また、グループが一つの心を持っているように行動する心理（group mind）を集団心理や群集心理という。

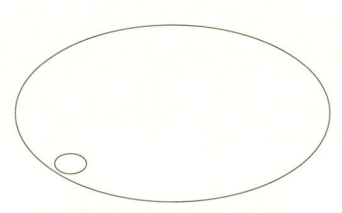

多数意見の中の少数意見

3）集団的愚行を修正する方法

　ジョセフ・ラフトが指摘する、自分にも他者にも知られないⅣの領域に集団的愚行が含まれる。誤った結論を出したグループは、少数意見を何らかの理由で、取り上げなかったか押しつぶしてしまった。または、そのグループの誰もが決定された結論が不適切だったということに気付いていなかった。まさに、未知の領域だった。これを防ぐ方法がある。まず、小グループ内での少数意見はグループとしての導き出された結論や意見の間違いの潜在性を指摘する可能性が大きいから、これを尊重する。また、ほかのグループとの意見交流も役立つ。「ジョハリの窓」理論は、グループ間関係も説明している。

　「次のモデル（図D）は、グループ内関係だけでなく、グループ間関係をも説明するだろう。…一つのグループは、個人同士の人間関係と同様の方法で、他のグループと関係する可能性がある」（髙谷訳）

"Group processes" p.14

　図Dにおいて、Ⅰの領域は、自グループと他グループの人々によって知られている。Ⅱの領域では、自グループは知らないが、他グループによって知られている。このような自グループと他グループとの交流があれば、自グループの集団的愚行を知って防ぐ方法が得られるだろう。

	自グループが知っている	自グループが知らない
他グループが知っている	Ⅰ 自由行動の領域	Ⅱ 盲点の領域
他グループが知らない	Ⅲ 避ける・隠す領域	Ⅳ 未知行動の領域

図D．ジョハリの窓（髙谷訳 "Group processes" p.14）

3章　自己開示のレポートを書く

　学校では、複数のグループが発表し合う。グループ発表では、不適切な結論や偏った結論などは公表されるべきではない。妥当で公正な結論が報告されるグループワークが求められる。

　他グループとの競争を求める教育方法は、グループ間の交流を勧めないだろう。しかし、共に学ぶ教育方法はグループ間の交流を勧める。これまでに、複数のグループがワークに立ち往生した時に一旦散会して、次回までに各自の意見をレポートに書いて来る方法を実施したことを紹介してきた。これは偶然とは考えにくい。グループの間で何らかの方法によって教え合った可能性がある。

　「個々の人が共にワークすることができるようになるにつれて、それぞれ他の人と照合し合う多くの方法（活動の修正）を見つける。その結果、活動の歪みが最小限にされる。何らかの点で、成熟しているグループは、自己修正する存在となる」（髙谷訳）　　　　　　　　"Group processes" p.27

　お互いに照合しあって愚行や歪みを修正するならば、グループワークに成功するだろう。ここにグループワークを生産的にするヒントがある。

　「コーレイは、…複数のグループ内で持つ個人の役割が、個人の成長を促す強い力を持っていることと…を強調した」（髙谷訳）"Group processes" p.22

　グループワークが進み始めたら、集団的愚行を避けるために、グループ・リーダー会議が役立つだろう。目標や手順、実践、評価がどのように進んでいるかを話し合って共有し合えば、修正や改善点が見えてくるだろう。グループ間で共有し合ったら、クラス全体のグループワークの質が向上するに違いない。

グループワーク手順のまとめ

1. できることとできないことを開示する心の準備をする。
2. 成功したことと失敗したことを開示する。
3. 個人とグループの未知の領域を開示する。
4. グループ間交流を行なって、集団的愚行を修正する。

自己学習（レポート課題）（500字程度）●●●●●●●●●●

＊知らないことと知っていること、できることとできないこと、良い点や欠点を含めて、グループに貢献できることを開示しなさい。

キノコちゃん

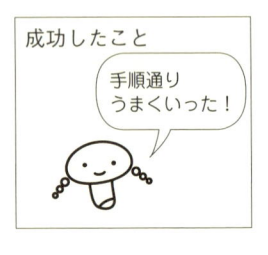

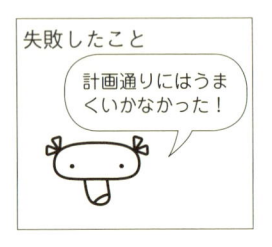

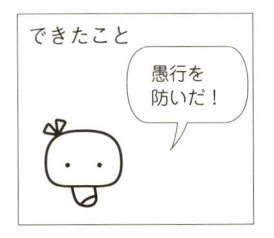

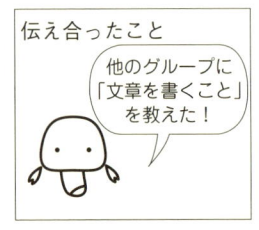

成功したこと	失敗したこと
手順通りうまくいった！	計画通りにはうまくいかなかった！

できたこと	伝え合ったこと
愚行を防いだ！	他のグループに「文章を書くこと」を教えた！

4章 メンバーの傾向を共有し合う

自律・他律・調和・孤立・逃避・不調和

　グループワークを成功させるためには、メンバーの問題解決の態度の傾向を話し合って確認する必要がある。教育現場でのグループワークでは、グループ分けは教師が行なうことが多い。そのため、グループのメンバーの個性や傾向はほとんどわからないことが多い。課題を達成するだけの非生産的なグループワークでは人格の成長が少ない。課題を達成しつつ感情を分かち合って達成感のある生産的なグループワークを成し遂げるためには、まず個性を確認し合う必要がある。個性は自律と他律が調和した態度の中に良さが現れる。

　メンバーの特技や能力などを調整して自律と他律の調和を目指すところにグループワーク成功のヒントがある。講師の講義を受けた学生達はメンバー達が対話し、良好な関係を築き、そして、課題の達成へとグループメンバー達を調整しマネジメントしていた。強力なリーダーシップすなわちトップダウン式のマネジメントはグループワークに通用しない。生産的なグループワークを体験するために必要な方法を述べる。

1．自律と他律の調和

　グループワークに成功するには、グループの全員がメンバーの問題解決の態度について、自律や他律、自律と他律の調和などの傾向の認識を共有し合う必要がある。そうしたら、それぞれの欠点に配慮しながら長所を生かした役割分担の道が開かれる。

1) メンバーがどの型かを確認する

　問題解決に当たって、人々の行動は大きく、他律型、自律型、他律と自律の調和型の3つに分けられる。講師が講義に出向く看護学校では、このほかに、孤立型、逃避型、他律と自律の不調和型の学生がいる。2012年の筆者の調査によれば、196人の問題解決の態度は、他律型58％、自律型19％、他律と自律の調和型15％、その他の孤立型、逃避型、自律と他律の不調和型が8％であった。

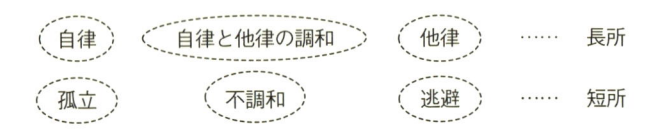

```
  自律     自律と他律の調和      他律    …… 長所
  孤立         不調和           逃避    …… 短所
```

　自律型は、独立的で行動力があるのだが、協調性が少ないので独り善がりな行動をして失敗する危険性（リスク）がある。他律型は、和を作る穏やかさがあるが責任能力が低いという欠点がある。自律と他律の調和型は、和を作りながら実行力があり生産的なグループワークができる型である。しかし、僅か15％の学生しかいない。自律の行き過ぎが孤立型、他律の過ぎが逃避型、時と場合によって自律と他律が一定しないのが不調和型である。その他の8％は、生産的なグループワークは望めないだろう。

2) 担える役割を確認する

　分けられたグループに、それぞれの型がどのような比率で存在するかわからない。グループの課題に取り掛かる前に、メンバー達の傾向を話し合って確認すると、メンバーが担える役割が明確になるだろう。まず、各自が自分の傾向を分析する。グループで話し合って各自の傾向を確認する。そして、各自ができる任務を分担し合って課題に協力し合う。こうすると、今までにしたことのない役割でも、全く新しい経験であっても挑戦できるだろう。

自己の認識と他者からの認識が異なる場合もありえる。自分は他律型だと思っていても他者から見たら自律と他律の調和型だったということもある。また自分にはないと思っていても、他者から見たら貴重な才能があったということもありえる。話し合うということは、新発見の場でもありうる。ここに話し合いの価値がある。

3）貢献できることを確かめる

　グループワークでは、自己開示が重要である。"Group processes"の3章（p.27）にあるように、自己開示の目的は、「自分が知っていること」と「他の人が知っていること」のIの領域を広げることである。Iの領域を広げるためには、自己を開示する必要がある。できることとともにできないことも開示する。できない人は、沈黙してしまう傾向がある。これでは、グループに参加するどころか、足を引っ張ることになるだろう。小さい勇気を振り絞って、できないことを開示する。そして、できることを伝える。できることや特技がある人はこれを開示すれば、そのグループに貢献できるだろう。

4）パワーバランス（力の調和や均衡、釣り合い）

　人が二人以上存在すると、そこにパワーバランスが発生する。中央に自律と他律の調和型が存在する。これを理論的に円熟した人格として仮定する。ここから自律型と他律型が分かれ出る。この3つが肯定的な型で、健全な範囲である。さらに、孤立と逃避、自律と他律の不調和という否定的な型が分かれ出る。これらは不健全で、この中に相互依存や優柔不断、一方向依存、支配－服従など不健全な型が含まれる。

　完全な自律と他律の調和型の人はよほどの人格者でない限り、存在しえない。実際に存在する人は、調和に近い自律型、調和に近い他律型が多い。また、孤立に近い自律型、逃避に近い他律型の人も存在する。自律は独立と同じ意味で、他律は依存と同じ意味である。

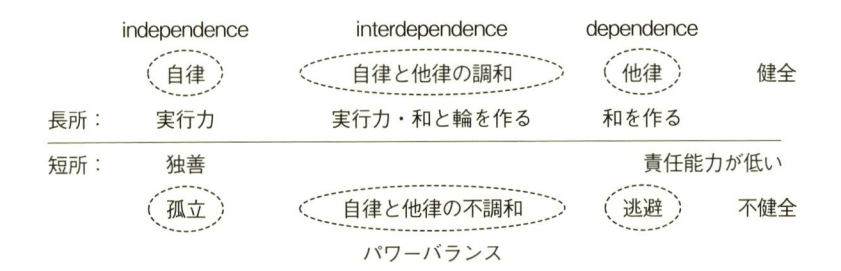

```
        independence    interdependence    dependence
           (自律)      (自律と他律の調和)     (他律)        健全
長所：     実行力       実行力・和と輪を作る    和を作る
短所：      独善                          責任能力が低い
           (孤立)      (自律と他律の不調和)    (逃避)       不健全
                        パワーバランス
```

5) 健全なパワーバランスは調和型

　二人のパワーバランスは、次のような組み合わせになる。これらの組み合わせの中で、（自律と他律の）調和対調和だけが互恵や対等という健全なパワーバランスである。この関係の時に人格が成長し成熟する。成功するグループワークは、全てのメンバーの人格が成長するように、自律と他律の調和を目指して行われる。

健全なパワーバランス
1. 調　和：調　和＝**互恵、対等**

不健全なパワーバランス
2. 自　律：他　律＝一方向依存
　　　　　　　　　　支配－服従
3. 他　律：自　律＝　〃
4. 他　律：他　律＝**相互依存**
5. 自　律：自　律＝競争、対立
6. 不調和：不調和＝優柔不断
7. 調　和：他　律＝一方向依存
8. 調　和：自　律＝？
9. 調　和：不調和＝？
10. 不調和：他　律＝？
11. 不調和：自　律＝？
12. 不調和：調　和＝？

6) 不健全なパワーバランスの数々

　一方向依存（自律－他律）、支配－服従（自律－他律）、相互依存（他律－他律）、対立（自律－自律）、優柔不断（不調和－不調和）の関係で終了したグループワークは、不健全なパワーバランスである。人格の成長がなく失敗したグループワークと言われる。トップダウン式の強力なリーダーシップは、支配型で不健全なパワーバランスである。

意見が出ないためにリーダーが個人の考えを発表したグループワークは一方向依存型である。意見が対立してまとまらなくなってリーダーが個人の意見を発表したグループワークは対立型である。強力なリーダーシップを発揮したグループワークは支配－服従型に分類される。

2．グループの和・グループの輪

「和」は harmony（和音）や peace（平和）の意味がある。これに対して、「輪」は、circle（円・仲間）、ring（指輪・環・車座）、wheel（自動車のハンドル・タイヤ）、link（鎖の輪）の意味がある。

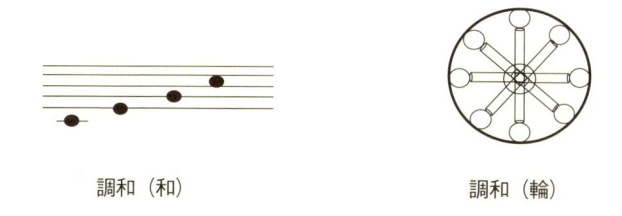

調和（和）　　　　　調和（輪）

「和音」で求められる「和」は、音符の位置や音の高さが異なることによって生まれる音の調和（ハーモニー）である。一方、グループワークでは、メンバーの立ち位置や個性が不揃いになると、ワークの輪が乱れる。グループワークで求められる「輪」は、sympathize（共鳴）、join（協力）、synchronize（同調）である。車軸と輪をつなぐ棒や傘の骨などをスポークという。スポークの長さや位置が不揃いになると、車輪が機能しない。傘は役に立たない。グループワークにおいては、音のような調和ではなく、車輪や傘のスポークのように、共鳴・協力・同調が求められる。ある1本のスポークが短いと輪は壊れる。全員がスポークの役割を同等に果たした時に、重い荷を積んで運べる荷車の輪のようになって、グループワークに成功する。

文章力や人格の成長と自己開示を基礎に、メンバーの特性を調整してまとまった時に、グループの輪が成立したと言える。さらに、対立や難航と

いう問題を乗り越えたグループは、グループの輪によって機能し始める。この輪が形成され始める時に、人格的な成熟の段階へ進む。
　チームは、目的、士気、能力を持ち合わせ、使命感を持っているメンバーによって構成される。一人が欠けてもチームはワークができない。これに対して、グループワークでは、これらが明らかでないメンバーによって始められる。グループは、チームにまで成長していない寄り集まり人々の状態から、少しずつチームに成長を始める。すると、グループに輪ができ始める。

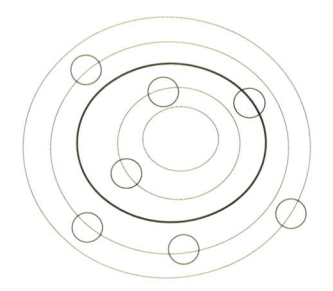

同心円は中心から、孤立、自律、自律と他律の調和（自律と他律の不調和を含む）、他律、逃避を示す。
　グループワークの始まりでは、メンバー達は調和のラインから外れている。まとまりがなく、グループの輪がない。

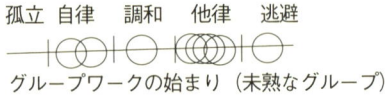

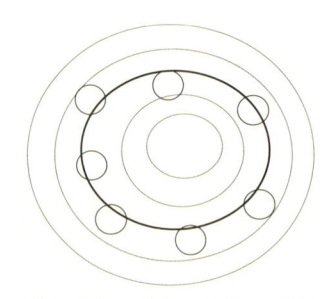

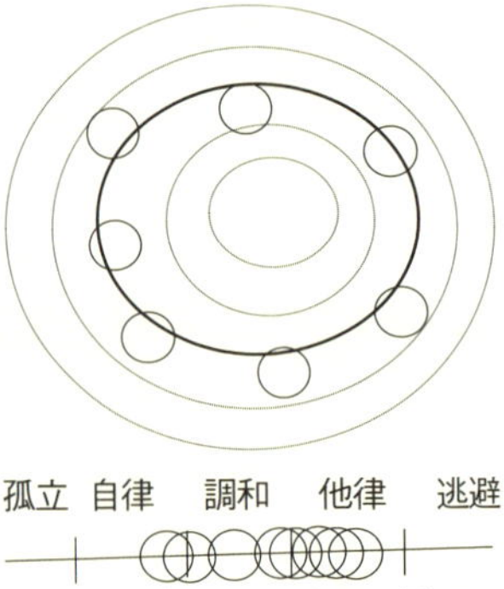

孤立　自律　調和　他律　逃避
グループワークの始まり（未熟なグループ）

同心円は中心から、孤立、自律、自律と他律の（自律と他律の不調和を含む）調和、他律、逃避を示す。
　グループワークの進展と共に、メンバー達は自律と他律の調和のラインに向かっている。まとまり始め、グループの輪が形成されつつある。

孤立　自律　調和　他律　逃避
グループワークの進展（成長しているグループ）

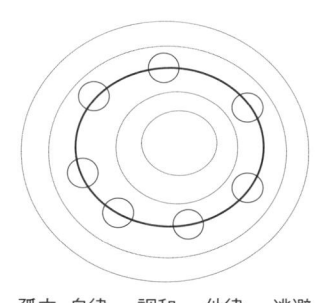

4章　メンバーの傾向を共有し合う

同心円は中心から、孤立、自律、自律と他律の調和（自律と他律の不調和を含む）、他律、逃避を示す。

グループワークの終了時に、メンバー達は自律と他律の調和のライン上に並んだ。グループがまとまった。グループの輪が形成された。

孤立　自律　調和　他律　逃避
グループワークの終了（成熟したグループ）

　グループの輪は、グループの性格と同じ意味を持つ。グループの輪まで達したら成功したグループワークと言える。自律の独り善がり、他律の責任能力が低いという欠点を克服したグループは、実行力がありつつ和や輪を作るという自律と他律の調和というラインにまで成長する。このラインがグループの輪である。

　「グループは、一つの統一体、または、一集団として扱われるだろう。たとえば、キャッテルは、個人でいう人格に似ているグループの性格を表す syntality（グループ格：syn- 集められた者＋パーソナリティ人格）という言葉を使った。レヴィンは、グループを関係性の組織化された領域、すなわち、構成された統一体として考えた」（髙谷訳）　"Group processes" p.14

3．個人の生産性とグループの生産性の調和

　学習には、個人で学習する、グループで共に学習するという二つの方法がある。グループ学習では、この両者を調和させて、個人学習の生産性とグループ学習の生産性のバランスを取る。個人の自律性と個人の他律性を調和させて学習する。こうした方法は、グループワークを成功に導く良い方法である。

1）グループの生産性

　意見が対立してまとまらない時にはワークを中断して、レポートを書くことによって改善する方法があった。この方法には、個人の生産性とグループの生産性を調和させる効果がある。個人のレポートは、主観的な内容になりやすい。一方、複数の人の意見でまとめられたレポートは客観的な内容に高められる。5人が個人レポートを持ち寄って、他の人々と学び合う時に、個人学習の5倍の生産性が得られる潜在性がある。グループワークによって、個人の意見をグループの意見にまで高める作業は、客観的と言われる思考の洗練である。

　「多くの人々にとって、学習自体が他の人々と学習することと一人で学ぶことの間に適切なバランスがある時に、学習が最も進むように思える。我々が、何をどのようにするかを命じられてする仕事（または社会）が好きでないならば、我々は、話し合いによる対人関係という哲学に基づいて、自分の考えを明らかにする立場に立たされる。しかしながら、この哲学の中には、個人の生産性とグループの生産性との間に最適なバランスのための十分な余地があるはずである」（髙谷訳）　　"Group processes" p.20

　自律（独立）は実行力という長所を持つが、独り善がりで孤立という短所がある。他律（依存）は和を作るという長所を持つが、責任能力が弱く逃避という短所がある。自律と他律の調和は、実行力があり和や輪を作る。そして、孤立や逃避という短所を克服した状態である。
　成熟するグループは自律と他律の調和を目標としてワークが行なわれる。自律と他律の調和に組織されたグループは、対立してワークが難航してもその困難を克服する能力がある。さらに、全員参加のワーク、平等と対等な関係のワークを実践する。

　「多くの研究は、自律・他律・自律と他律の調和の移り変わりが、グループ活動に明らかに関連していることを示している。フレンチは、自律と他

律の調和に組織されたグループは、心理的な重圧下に置かれても自由と平等の偉大な小社会を演出して、そのように組織されていない不安定な状態のグループに優（まさ）っていることを実験的に示した。レヴィン、リピット、ホワイトは実験で、子ども達の"平等"なグループは、"支配的"なグループよりも、より自律していて、より、自律と他律の調和であったことを発見した。……

我々の行動を導くものとして、もし、自律が自分自身の感情や印象と判断に頼ることを意味し、他律が他者に頼ることを意味するならば、その時、我々は、成熟するグループにおける重要なプロセスとして、自律と他律の調和を前提としなければならない」（髙谷訳）　　　　"Group processes" p.18

2）修正とグループワークの成功

筆者は、看護専門学校で講師をしている。『グループプロセス論』を翻訳して、大事な箇所のまとめを作って、学生達に配布してレポートを求めた。すると、自律の傾向のある学生は、リーダーである自分の発言がグループの意見になって、納得のいかないグループワークだった。4章にある傾聴の能力を伸ばすことで、メンバーの考えと調和できるようになる。何よりも、他の人々と照合しあって修正することで、グループワークの苦手を克服できるだろうとレポートした。

また、大学卒で社会人を経験したある学生は、リーダーをして、課題を効率良く仕上げようとした。ところが、若い学生達は「なぜ」と根拠を求めて内容を深めようとした。若い学生達の考えを尊重してワークを進めたら、深い内容のあるワークができた。修正する大切さを実感したとレポートに書いた。グループワークには、互いにチェック（照合）し合って、修正し、人格的に成長するという価値がある。

「何らかの点で、成熟しているグループは、自己修正する存在となる」（髙谷訳）　　　　　　　　　　　　　　　　　　　　　　"Group processes" p.27

4．メンバーの特性とグループワークの質

グループメンバーの型が分かったら、そのグループのワークの質が決まる。おおよそ、5つに分けられる。

1）他律型グループ

　グループのメンバー全員が、他律型だったということもありうる。全員が、リーダーもその他の係はしたくないし、誰かにやってほしいと思っている。全員が、消極的な態度を示して何をどうすればいいかわからない。このようなグループのワークは、与えられた課題をやり遂げるだけの「課題達成型グループ」になる可能性が大きい。

　「三人寄れば文殊の知恵」の言葉通り、全員で知恵を寄せ合えば、成果が出る可能性がある。各自が担える役割を検討して全員が何かの役割を果たす。また、その役割が遂行できているかを、みんなで確認しあって、サポートする。他律型の人は、何らかの支援を必要とする。メンバーが達成感を体験できたならば、人格の成長が見られるだろう。

2）自律型グループ

　メンバー全員が、自律型だったら、口論が起きて対立し、一致が見られなくなるだろう。自律型の特徴は、他者に相談することなく、自分の考えで行動することにある。つまり、他者と調整しない型である。このようなグループでは、強力な複数の意見が出されると、意見の収拾がつかなくなるだろう。グループは行き詰まることになる。他者と協調した行動を起こすのはなんとも難しいものである。

　「ある同僚は、筆者に言った。同僚は、個人的に委員会のワークが嫌いだという理由で、グループ関係学に反対だった。同僚は、単に生の野菜が嫌いだから生物学に反対だ、と言ったようなものだろう」（髙谷訳）

"Group processes" p.44

議論が白熱しても自律と他律の調和によって協調し、責任を持ってチームに貢献し、メンバーに敬意を持ってワークする時に、チームの一人ひとりの人格は成長発達するだろう。議論が白熱した場合に、どのようなリーダーがグループを導くかというと、ひとまず議論をやめて、先延ばしし、次回までに、自分の考えをレポートに書いて来るという方法を考え出す人である。

　「対立する意見を新しい解決策の中に統合する」（髙谷訳）
"Group processes" p.21
　「グループの努力を求められた時の決断で、たぶん、自己の利益を悟らされた人が、我々を最高に導き得るのだろう。聡明なグループは、中断して終わるための時を知っている」（髙谷訳） "Group processes" p.20

3）多数の他律型と少数の自律型グループ

　依存したい多数と支配したい少数というグループでは、支配－服従という相互依存が現れる恐れがある。依存・他律者も自律・独立者もどちらも成長が見られない「相互依存型」のグループに陥る危険性もある。
　このことに気がついて、自律型の支配をやめる。同時に他律型の依存をやめる。そして、支配－依存ではなく、相手を尊重した依頼という形にすると生産的なグループワークの道が開かれるだろう。

4）多数の他律型と少数の調和型グループ

　他律型が依然として依存で終わると成長は見られない。この場合には、「一方向依存」が見られる。しかし、他律型の人は「依存」をやめて依頼にして、互いの人格を尊重し合ったならば、生産的なグループワークをすることが可能になる。自律と他律の調和型と他律型が協力して、教える－教えられる、教えられる－教えるという関係を築くならば、教えた者も教えられた者も共に新しい体験をして成長する可能性がある。

5）他律型、自律型、調和型、その他型の混成グループ

　グループは、他律型、自律型、調和型、その他の型の混成で構成される可能性が大きい。自律型は、議論を引き起こす恐れがある。似たような自律型が二人揃ったら、口論になるかもしれない。これはグループには避けられない壁、乗り越えるべき難題である。

　他律型は依存という態度を取る恐れがある。逃避型や孤立型も存在する。調和したグループワークを目指して、グループがまずするべきことは、課題に取り組むことではなくて、メンバーのそれぞれの短所が明らかになるまで全員で話し合うことである。

　グループワーク成功の秘訣は、自律と他律の調和である。学習者達が、「孤立や逃避を改善する。他律と自律の不調和を直す。他律の欠点を克服する。自律の欠点を克服する」ならば、他律と自律の調和に至ってグループワークに成功する道が開かれる。

5.「自律と他律の調和」という概念は独創的

　筆者は2001年初版の『看護学生のためのレポート・論文の書き方』の2章に、問題解決の過程（問題の明確化・解決目標の設定・実践・結果・実践の有効性の評価）を書いた。そして、学生にレポートを求めた。すると、「問題に対して逃避的だ」と、不健全な態度を取っているという学生のレポートがあった。

　そこで、問題解決の態度を分析すると、筆者は自律的な行動を取っていた。すると、この反対の他律的な行動を取る人も存在する。さらに、これらの中間の自律と他律の調和的な行動を取る人も存在する。これを2009年改訂版に書いた。問題解決の態度について、このような分析は他には見当たらないようである。

　2012年に"Group processes"の翻訳を始めたら、interdependenceがあって、これが、自律と他律の調和にあたっていた。英和辞典にはこれが「相互依存」とだけ書いてある。「相互依存」は心理的、精神的に不健全な概念である。心理学では、相互依存という用語は依存される人と依存する

人との精神的に好ましくない未熟的でかつ病的な関係を表す。人と人との健全な人格的関係を表すためには使用されない。

　本書のp.47にある「我々は、成熟するグループにおける重要なプロセスとして、**自律と他律の調和**を前提としなければならない」（髙谷訳"Group processes"p.18）を、「…成熟するグループにおける重要なプロセスとして、**相互依存**を前提としなければならない」と訳したならば、人格の成長も成熟もないグループワークになってしまうだろう。自律と他律の調和という概念は、日本語の出版物には見られない、独創的な概念である。

「相互依存」は、曖昧で不正確な用語

　「相互依存」という用語は、心理学の分野では否定的、国際政治の分野では肯定的に使用されるから、曖昧で不正確な用語である。

　「**共依存**とは、問題がある人と、その人を支えている人との関係である。支え手は、依存症になっている人を支えることによって、依存症を続けさせ、悪化させるのに一役かっている」[7]（『カウンセリング大事典』）。

　「**依存**　①経済的、情緒的、または何らかの形での援助を他者に頼っていること。②心理的に、時に身体的にも、…麻薬や、…物質に頼っていること」「**依存性人格障害**　…責任を他者に取ってほしいという欲求がある。不承認…を恐れて、他者に反対意見を表明することが困難である。一人で計画を立ち上げ、行動することが困難である」[8]（『心理学辞典』）。

　「**従属**ともいう。独立に対する。ある事物の存在または生起が他の事物によって制約されるとき、その関係を一般に依存とよぶ」[9]（『哲学事典』）。

　「相互依存は…近年…多用されるようになった。支配・従属関係と対比されるシンボルとして平等で緊密な国家関係を意味する政策目標として用いられる」「…諸国民社会間の共生的関係をさして、相互依存という」[10]（『世界大百科事典』）。

グループワーク手順のまとめ
1. 問題解決の態度について、自分の傾向を分析する。
2. 自律と他律の調和を目指して、できる役割を担う。
3. 一人で学ぶ、共に学ぶという両者を調和させる。
4. 自己修正するグループワークを実践する。

自己学習（レポート課題）（500字程度）●●●●●●●●●●●●

＊あなたの問題解決の態度を、他律型・自律と自律の調和型・自律型、孤立型・逃避型・他律と自律の不調和型のどの傾向にあるか分析してレポートに書きなさい。

キノコちゃん

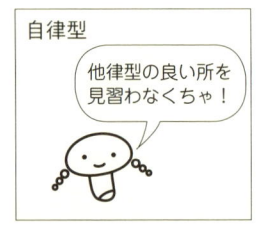

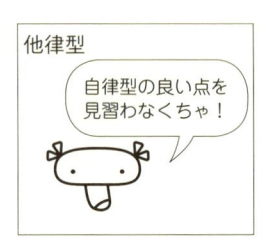

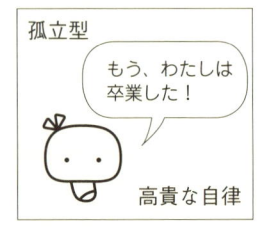

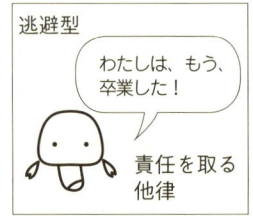

自律型	他律型
他律型の良い所を見習わなくちゃ！	自律型の良い点を見習わなくちゃ！

孤立型	逃避型
もう、わたしは卒業した！	わたしは、もう、卒業した！
高貴な自律	責任を取る他律

5章 リーダーシップ

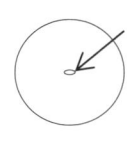

優れたリーダーシップ・旗振り役・グループの型

　本章ではリーダーシップについて述べる。グループワークを成功させるためには、優れたリーダーシップが必要である。これまで、リーダーとリーダーシップについて詳しい言及を避けてきた。ここでリーダーとリーダーシップについて確かめる。あるグループの中で、リーダーがリーダーシップを取る場合がある。また、あるグループでは、リーダーではなくて、サブリーダーやメンバーがリーダーシップを取る場合がある。リーダーはグループの責任を負い責務を果たす人である。一方、リーダーシップは、地位には関係なくグループの導き手を演じる人である。優れたリーダーシップは自律と他律が調和している。

1．リーダーシップは自然発生の旗振り役

　リーダーシップは、そのグループの中で自然発生的、自主的にそのグループを導く人、いわゆる旗振り役である。「旗を振る」というのは、グループの先頭に立って進むべき方向、取るべき行動などの指揮を取ることである。ところで、メンバーは、不適切な旗の方向についていく人はほとんどいない。人は一般的に、振られる旗の方向が適切なのかどうかを見分ける力を持っているようだ。

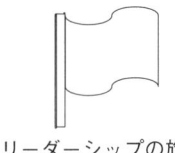

リーダーシップの旗　　　的を射ている

教師がリーダーを決める場合があるし、グループで決める場合もある。社会人経験者が多いクラスでも、現役生がリーダーを担うことがある。リーダーを日替わりで交代制にすることもある。
　次の例では、リーダーシップを演じた初めの方の学生も、後の方の学生もどちらも、自発的に旗振り役を担っていた。両学生はメンバーの一人だったがリーダーシップを取っていた。グループはリーダーシップを取る人の旗の方向へと進んで行った。

1）メンバーの優れたリーダーシップ
　あるグループのリーダーは教師に指名された現役生だった。リーダーは、学校との連絡係、グループワークの進行係、メンバーの意見の調整などを主な任務にして行事のワークを進めていた。グループは5人で、リーダーは4人に平等に役割を分担しようと考えていた。
　ところが、メンバーの一人が自発的にリーダーシップを取るようになった。その学生はリーダーの考えを詳しく尋ね、リーダーが話した内容に補足説明し、改善点も提案した。しかし、必要以上に発言はせず、リーダーの責任に委ねた。行事は成功して終了した。リーダーはこの人の行動でリーダーをサポートする人の存在の大きさを知った。この人は優れたリーダーシップを取っていたのだった。

2）メンバーの初リーダーシップ
　その後、行事でリーダーをした人は、この体験を実習で活かす機会があった。この学生は8人の実習グループのメンバーの一人になった。リーダーは、今までにリーダーの経験がなく不安な様子だった。また、しっかりした考えを持っていたが、みんなの前で話すことに慣れておらず、伝えきれずにいた。
　この学生はリーダーの話を聞いて理解した。そして、リーダーの考えをメンバー達に補足説明した。また、リーダーとメンバー間の意思疎通が不十分な時にはその調整に努めた。実習終了後、リーダーから「サ

ポートしてくれてありがとう」と感謝された。
　学生は、リーダーをサポートして、リーダーシップを理解した。リーダーが何を求めているか、メンバーがリーダーに対してどう思っているかなど細かな気配りが必要であることを知った。さらに、リーダーシップを明確に理解し、その任務の重要さを再確認した。この学生は、リーダーシップという旗振りをしてグループワークを成功へと導いた。

3）サブリーダーのリーダーシップ

　1年次では強力なリーダーシップを取って「実習のまとめ」をした学生が、特定の人だけの意見を重視したグループワークになって失敗した。この学生は2年次にサブリーダーを担って「全員参加型」のグループワークを実践して成功した。まず、自分の対人関係の傾向を把握したうえで、メンバーの性格や社会体験などを理解した。

　最初は、一人ひとりの「ジョハリの窓のⅠの領域」は小さかった。グループワークが進むと共に「自分も知っており、他者も知っている領域」を広げるように働きかけた。グループに提案して、実習に持参するメモ帳に貼れるサイズの「実習目標」や「評価項目」をみんなで作成した。こうして実習で患者に援助する内容を共有できるようにした。実習後のまとめでも役割が一部の人に偏らないように、原稿作成やパワーポイントなどの分担を提案した。

　この学生は自分の役割としてリーダーをサポートすること、グループ全体の協力的な雰囲気作りに努めた。その結果、グループの士気は上がり、グループに一体感が生じた。

　学生は1年次での失敗したグループワークが心に残っていた。しかし、グループワークを成功に導く体験ができた。小さいグループの中では、強力なリーダーシップの発揮よりも、リーダーを中心として各自がリーダーを支える意識を持ち、リーダーの問題は自分の問題をとらえる方がうまくいったという体験だった。

「グループメンバーの間で自由に行動できる領域が拡張されると、直ぐに不安や恐れが減り、グループメンバーの技術や対処能力は、グループのワーク（仕事）に成果をもたらす可能性が高まる」（髙谷訳）

"Group processes" p.13

4）発言が的を射ている

　これまでに、成功したグループワークをいくつか紹介してきた。これらのグループでは、必ずしもリーダーがリーダーシップを取っていたのではなかった。あるグループではリーダーがリーダーシップを取っていた。別のグループではメンバーがリーダーシップを取っていた。また、サブリーダーがリーダーシップを取っていた。リーダーシップは、自然発生的に自主的にグループを進むべき方向に導くガイド（道案内人）と言える。

　「リーダーシップを定義付ける一つの方法で、実地理論（field theory）と一致するものは、あるメンバーの発言の要点が的を射ていて、他のメンバーやグループがそれを正しいと思う時、そのメンバーは、グループのメンバーの間で一人のリーダーであるという考えである」（髙谷訳）

"Group processes" p.29

　リーダーシップは、支配するような強力な導き手ではなく、「的を射た発言である」と「メンバーがそれを正しいと判断する」という条件にかなった旗振り役である。

5）文章化というリーダーシップ

　本書に次のリーダーシップが書かれていた。
　1．メンバー全員が共通性のある要約を書くという提案をした。
　　リーダー・書記・司会・タイムキーパーを交代制にした。
　2．メンバー全員が個別に独自な考えを書くという提案をした。

予習し、自分の言葉でまとめた。
3．メンバー全員がワークに新しい手順と役割を設ける提案をした。
各自がレポートを書く、意見交換する、記録を見直す、記録する。
4．メンバーが各自の考えを文章にまとめることを提案した。
間をおいて考えをレポートに書いた。
5．メモ帳に貼る「実習目標」や「評価項目」を提案した。
実習での患者への援助内容を共有した。

　リーダーシップを取った人の発言は、的を射た発言だったので、メンバーはそれを正しいと判断した。それで、メンバーはその提案を受け入れて実行したのだった。これらのグループワークに共通していたことは、グループワークの時間以外にワークのための時間を取ったことと、各自が自分の考えを文章にして書き表したことなどである。
　グループワークが行き詰まっていた時、グループの意見や考えは、指定された時間内にまとまることがなかった。また、言葉によるディスカッション（議論）だけでもまとまらなかった。この時に取られたリーダーシップは、考えを文章化することだった。全てのメンバーは「この判断は的を射ている」「その考えは正しい」と判断したのだった。

2．優れたリーダーシップ

　これまでに、グループワークでリーダーシップを取って旗振りをした学生達を紹介してきた。これらの学生達は、上手な社交性を持っていた。そして、グループの雰囲気のかすかな変化を察知する能力を備えていた。さらに、その社交性の意味の観察が正確だった。例えば、議論が白熱してグループとしての考えがまとまらなくなった時、ひとまず中断して、間をおいて各自の考えを客観的にするための文章化を提案したのだった。
　これらの学生達は、優れた社交性を持っていたと考えられる。ジョセフ・ラフトは、"Group processes"に、次のレヴィンの文章を引用している。

　「リーダー達の訓練は、リーダー達の社交性（social）を認識する敏感さ

へ頼る度合いが大きい。良いリーダーは、その社交性（social）によって雰囲気のよりかすかな変化を察知する能力を備えていて、そして、その社交性（social）の意味の観察が正確である」（髙谷訳）"Group processes" p.29

優れたリーダーシップの能力を分析して整理すると、敏感、察知、観察の3つである。グループワークの中で、こうした優れたリーダーシップの行動について理解が増すと、メンバー達はリーダーシップへの尊敬を示すとともに積極的に活動に参加するようになる。メンバー達は自分自身の対処能力を傾ける時に、役割を果たせることを実感するだろう。

良いリーダーシップ3つの要素
良いリーダーシップは、社交性を認識する敏感さを持っている
良いリーダーシップは、雰囲気のかすかな変化を察知する能力を備えている
良いリーダーシップは、社交性の意味の観察が正確である

グループの中に、的を射た発言をするという優れたリーダーシップ（旗振り役）を発揮する人がいたならば、そのグループは成果のあるワークを進めるだろう。そのグループのメンバー達は、そのリーダーシップを見て習得する。やがて、別のグループで優れたリーダーシップを実践するだろう。こうして、優れたリーダーシップは、感化によってグループ内で、また、他グループ内で実践され、学ばれる。

3．リーダーシップ Leadership

英語の -ship には4つの意味がある。Friendship は友情という「性質」、professorship は教授職という「地位」、leadership はリーダーシップという「技量」、readership は「読者層」/membership は「メンバーの層」という意味がある。

リーダーシップは、リーダーの、地位、指導、指揮、統率という意味の

他に、指導者達、指導部という意味もある。また、リーダーの能力や技量という意味もある。リーダーシップといった場合、多くの意味を含む概念だと理解するのが適当と考えられる。リーダーシップという言葉を看護学校という場に限定して考えると、「技量」や「能力」という意味で使われている。

1）支配型階層構造（カトリック）

カトリックの階層構造は支配的である。法王は神の代理だとして全てを支配する。信徒は個人的に直接に神に近づくことはできない。信徒が告白した罪を神父や司祭が取り次ぎ、それを法王が許すとしている。カトリック教会は、このように個人的なことから、政治、宗教、科学など全てを支配してきた。個人の権利を認めない。

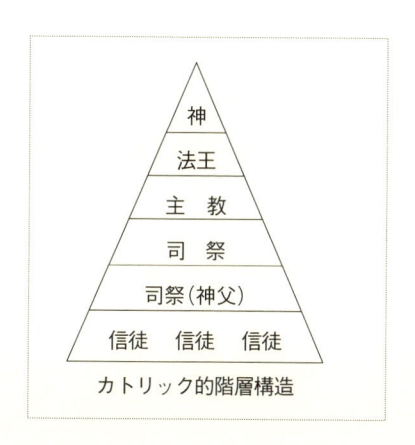

```
        神
       法王
       主 教
       司 祭
      司祭（神父）
    信徒  信徒  信徒
    カトリック的階層構造
```

ガリレオに地動説を撤回させた宗教裁判は有名である。これが権威主義と言われるものである。権威主義は、指示命令を出して支配する。支配される者に服従を求める。

これを模倣したリーダー中心のグループは、権威主義型と言われる。リーダーは指示を出す人である。メンバーはその指示に従う。リーダーもメンバーもこの型を好む場合に権威主義がグループを支配する。

学校教育で権威主義的な教育関係を習得した学生は、同じように一方向的な教育関係の対人コミュニケーションをとる傾向がある。これがグループワーク失敗の原因となることがある。

2）全員参加型平等構造（プロテスタント）

　これに対して、プロテスタントは、全ての人は個人的に神に近づくことができるとする万人祭司主義の立場を取っている。神と人の間に介在する者はいない。ここに万人平等主義がある。

　プロテスタント的な構造を模したグループワークは、全員参加、民主主義的である。このグループでは、リーダーは指示を出さない。メンバーそれぞれの意見を調整する。決定に際しては、話し合いを重視し、メンバーの合意を尊重する。リーダーの役割は最終的に責任を取ることである。

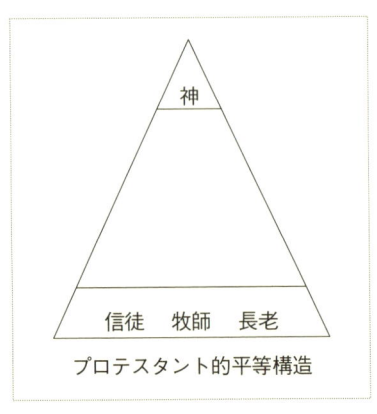

プロテスタント的平等構造（図：頂点に「神」、底辺に「信徒　牧師　長老」）

3）リーダーシップの型の選択

　リーダーシップの型を分類すると、権威主義型と民主主義型、自由放任主義型がある。自由放任主義型は、リーダーは存在せず、目標や課題が与えられないグループである。グループワークが始まったら、グループメンバーはどの型を選ぶか選択を迫られる。権威主義的なメンバーが多かったら、権威主義的リーダーシップを求めるだろう。反対に、民主

5章 リーダーシップ

主義的なグループメンバーが多いグループでは、民主主義的リーダーシップを選ぶだろう。

「フォロワー（リーダーに随伴する人々）の性質は、リーダーシップの選び方に影響を及ぼすだろう。より権威主義的なメンバー達は、一人の人物による強力な指示を求めるだろう。より平等主義的なメンバー達は、個人やグループの感情に敏感な人を価値あるリーダーとする傾向がある」（髙谷訳）
"Group processes" p.29

4）リーダーシップの型と生産性

ジョセフ・ラフトは、「実験的に作った、異なるグループの雰囲気の中でのリーダーシップ」について、レヴィン、リピット、ホワイトの研究を次のように紹介している。やはり、成功するグループワークは、民主的・全員参加のリーダーシップを取るグループワークである。

1．権力集中型と自由放任型のグループは、ワークにおいて全員参加型グループほど独創性はなかった。権力集中型グループが全員参加型グループよりも効率が良いということもなかった。
2．権力集中型グループは依存的であり、個人の独立性が弱かった。
3．民主的・全員参加型リーダーの下では、より友好的でグループ意識が強かった。
4．権力集中型リーダーの下では、明らかなあるいは隠された敵意と攻撃性があった。その中には、スケープゴート（他人の責任を負わせられる人）に対する攻撃も含まれていた（髙谷訳）。　　"Group processes" p.30

旧約聖書にスケープゴート（scape goat）「追放される山羊」がある。毎年10月22日の大贖罪日に、聖所の前に二頭の山羊が用意され、一頭は民の罪の贖（あがな）いのために殺され、もう一頭（scapegoat）は民の罪の罰を受けて荒野に追放された。前者はキリストを、後者はサタンを象徴している（レビ記16：10）[11]。

グループワーク手順のまとめ

1. 的を射た発言を探す。
2. 優れたリーダーシップ（敏感・察知・観察）を働かせる。
3. 全員参加型のグループワークを設計する。

自己学習（レポート課題）（500字程度）●●●●●●●●●●●●●

＊あなたがリーダーシップの旗を振る場合、権威主義型か民主主義型かどちらの旗を選ぶかを考察しなさい。選択した旗の根拠を述べなさい。

キノコちゃん

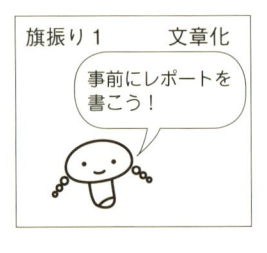

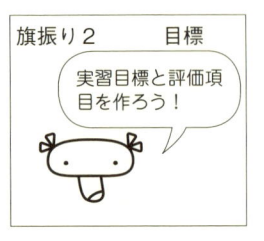

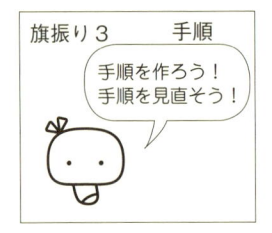

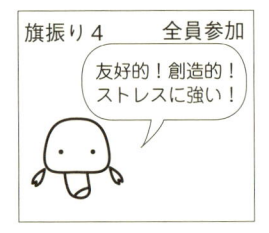

旗振り1　　文章化	旗振り2　　目標
事前にレポートを書こう！	実習目標と評価項目を作ろう！

旗振り3　　手順	旗振り4　　全員参加
手順を作ろう！手順を見直そう！	友好的！創造的！ストレスに強い！

6章 メンバーシップ

　メンバーシップ（membership）は、グループを構成する一員であること、メンバーの能力や技量などを意味する。さて、学校でグループ分けがなされた時、学生はグループメンバーの一人である。その場合、メンバーには義務と責任が発生する。本章では、メンバーシップのあり方について述べる。成功するグループワークでは、メンバーは自律と他律が調和した行動をとっている。

1．メンバーシップ（メンバーの能力・技量）

　グループワークが開始されたら、グループを構成するメンバー一人ひとりには、ワークが手際よく遂行するために、責任が発生する。まず、何らかの役割を果たすよう求められる。

1）期待される役割

　グループの役割には、リーダー、サブリーダー、司会（ファシリテーター）、書記、タイムキーパー、その他がある。患者会などのような自然発生的グループや全員参加型や民主主義型グループでは、自発的に引き受ける、推薦などで決める。5人から8人ほどの小グループではメンバー全員が何らかの役割を担うように分担される。

　さて、役割が決まると、メンバー達は役割の任務を果たすことが期待される。この場合にその任務のマニュアル（一覧表）が備えられているわけではない。あったとしても箇条書き程度のものである。ここでメンバーシップ（メンバーの能力・技量）が求められる。

例えば、一般的なサブリーダーの役目は、リーダーの補佐とメンバーへの配慮である。しかし、グループワークでは、これらをどのように実践するかは、課題に個別性があるためにマニュアルを作ることができない。そこで、サブリーダーの任務のアレンジ（再構成・編曲・脚色）が必要になる。本書のp.55にある、サブリーダーが提案した「実習目標」や「評価項目」は任務のアレンジである。このアレンジ能力や技能がメンバーシップである。

```
メンバーシップ（まとめ）
　能力、技能
　任務のアレンジ
```

2）務めとしてのメンバーシップ
　グループワークでは、役割が与えられなかったメンバーにも果たすべき使命がある。小グループでは、全てのメンバーが何らかの務めを果たすように求められている。しかし、本書のp.6に書いた、テキストを使ったグループ学習では、グループの役割が分担されなかったメンバー二人は、事前にテキストを読んでは来なかった。そのために二人の意見が発言されなかったので、グループのワークが進展しなかった。
　「役割が与えられなかったから何もしなかった」では、メンバーとしての務めが果たされていない。事前にテキストを読んでレポートを書くことがメンバーの果たすべき務め、すなわちメンバーシップである。その後、リーダーシップによって、メンバーシップが改善された。テキストを読むこと、事前に自分の意見を書面に書き表すことが実施された。
　何をするべきかがわからない場合、グループリーダーなどに尋ねることはメンバーシップの一つの大切な能力である。聞いたり相談したりする能力は、自律と他律の調和した能力の一つである。

6章　メンバーシップ

> メンバーシップ（まとめ）
> 　事前学習、レポート
> 　尋ねる、相談する

2．メンバーシップと自律と他律の調和

　「頼まれなかったから何もしない」「頼まれたことだけをする」というのは、他律的で依存的な態度である。この態度では、人格の成長がない。反対に、自律的で独立的な態度もある。これが過ぎると、独り善がりに陥る恐れがある。この場合も人格の成長はない。

1）自律性と積極性

　メンバーには、自律性と積極性が必要である。学校での学びは成長を目的としている。まず、自分自身が何をするべきかを考える。すると、グループワークのための予習や事前学習が思いつかなければならない。全ての科目で事前学習は必要な準備である。

> メンバーシップ（まとめ）
> 　することを考える
> 　自律性と積極性を持つ
> 　過去を振り返る
> 　先を読む
> 　依存傾向を改善する
> 　自律と他律を調和する

　わからなかったならば、リーダーやメンバーに相談して聞くという方法もある。先見の明という言葉がある。過去を振り返るという考え方があると同時に先を読むという考え方がある。リーダーはグループ全体の先を読むが、メンバーは自分自身の先を読む能力を求められる。

グループワークが進むにつれて、他律の依存傾向が改善され、自律の独善傾向が改善されると人格が成長する。これが自律と他律の調和である。これが、メンバーに求められるメンバーシップである。

2）メンバーシップは低い組織化の中で発揮する

組織化の程度が低いグループでは、メンバー一人ひとりにメンバーシップが多く期待される。リーダーは指示を出さない。メンバー間の調整や学校との連絡係を担う。メンバーは自主的に積極的に活動することが期待される。これは、全員参加型と言われる。責任分散型や権限移譲型とも言われる。この型の利点は、メンバーシップが発揮されることにある。しかしまた、責任が分散されると、誰かがするだろうと依存する人がでる欠点もあるが、これを是正するのが、高貴な自律型のメンバーシップである。

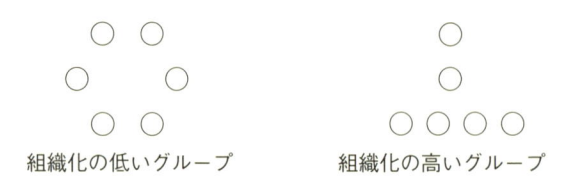

　　　　○　○　　　　　　　　　　○
　　　○　　　○　　　　　　　　　○
　　　　○　○　　　　　　　○　○　○　○
　　組織化の低いグループ　　　　組織化の高いグループ

これに対して、トップダウン式で、組織化の程度が高いグループは、リーダーにリーダーシップが集中する。すると、メンバーシップが発揮されにくくなる。メンバーはリーダーの指示を待つようになり、自主性や主体性が抑えられるようになる。組織化の高いグループ内では、リーダーに任務が偏り、メンバーシップは育ちにくい。

3．傾　聴

傾聴もまたメンバーシップの大切な要素である。「聞く」は一般的な聞くという意味の表現に用いられる。特に心を傾けて話し手の話を聴く場合に「傾聴」という用語が使用される。全てのメンバーにこの傾聴の

能力が求められる。

1）話し手の話の型を予想する

　意見発表には、聞き手にわかりやすい話し方の理論と技術があった。同じように、傾聴にも理論と技術がある。話し手の話の構成はおおよそ5つに分けられる。この概略（フレーム）をまず予想する。

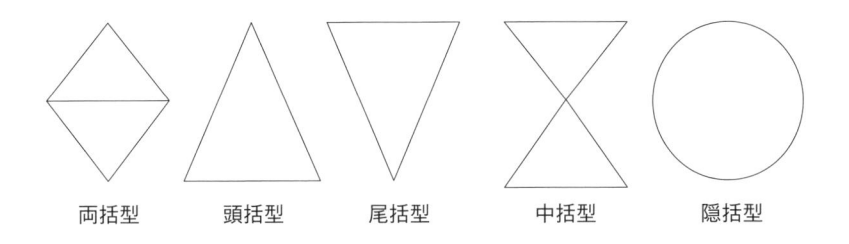

　　　両括型　　　頭括型　　　尾括型　　　中括型　　　隠括型

　聞き手に最もわかりやすい構成は、初めに結論があってその根拠が続き、終わりにまとめがある両括型である。次は、初めに結論があって、根拠が続く頭括型である。わかりにくい構成に、詳しいいきさつから始まり、最後に結論が来る尾括型がある。これは推理小説に似ている。根拠から始まり、半ばに結論があってさらに話が続く中括型も何が論点なのかわかりにくい。結論がどこにあるかわからない謎のような話は隠括型と言われる。

　話し手の話が長くなった時に、聞き手は話し手の途中で確認質問をすれば、話が理解できるようになるだろう。ただし「最後まで聞いて」と主張する人の場合は確認質問ができなくなる。また、時には、「そこまでを要約するとどうなりますか」という要約質問も傾聴に役立つ。意味を問う質問と補足説明を求めた質問も役に立つ。2章に書いた「質問の改善」（p.16）は傾聴に役立つ。

```
┌─────────────────────────┐
│ メンバーシップ（まとめ） │
│   傾聴                  │
│   確認質問　要約質問    │
│   意味質問　補足質問    │
└─────────────────────────┘
```

2) 主語と述語を捉える

　話し手の話を傾聴して意味を読み取る方法として、主語と述語を捉えるという方法がある。話の要点は、誰が（Who）、いつ（when）、どこで（where）、何を（what）、なぜ（why）、誰に（whom）、どのようにした（How）によって構成される。これらの中で重要な2点は、「誰が」と「どのようにした」である。主語と述語を捉えると、全体の意味の根幹を捉えることができる。傾聴の作業に、あるいはメモを取る時に重要な要素である。

```
┌─────────────────────────┐
│ メンバーシップ（まとめ） │
│   主語と述語を捉える    │
└─────────────────────────┘
```

3) 帰納分析と演繹分析で捉える

　帰納的思考は、様々な内容から話が始まる。聞き手は、話し手が言いたいことの結論は何かに集中して傾聴する。結論がわかれば傾聴したことになる。これに対して、演繹的思考は、結論から話が始まる。聞き手は、その根拠に集中して傾聴する。根拠を理解すれば傾聴できたことになる。

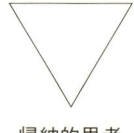

　　　　▽　　　　　　△
　　帰納的思考　　　演繹的思考

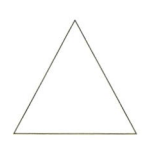

4）傾聴のための要点のはっきりした質問

　「話の概略（フレーム）」や「主語と述語」「帰納的思考」と「演繹的思考」などを習得しておけば、傾聴ができるようになるだろう。グループワークでの傾聴は、グループと個人の関係のあり方を考える能力であり、この関係の新たな思考を作り出す技術の一つである。だから、傾聴にはそのための時間と精神的な努力を必要とする。ジョセフ・ラフトは、傾聴するための自分への「要を得た質問」を挙げている。特に、感情や文脈の理解は重要である。

1）私は、**他の人**が言っていることを言葉通りに理解できただろうか。
2）この発言は、誰に対して向けられたものだろうか。
3）話し手の言っていることの**概略**（フレーム）は、何だろうか。
4）話し手が伝えたいと思っている考えは、何だろうか。
5）私は、彼や彼女が認識しようとしているものは何かを理解しただろうか。
6）私は、彼や彼女がそれらを自覚しているかどうかではなく、実際に表現した**感情**や**考え**を理解しただろうか。
7）私は、話し手が表現しようとしたことに**応答**できるだろうか。
8）私は、その発言が為された**文脈**をわかっているだろうか。
9）私は、ある状況下でのコミュニケーションや、個人を理解することに関する知識において、私の特別な**困難さ**に気付いているだろうか」（髙谷訳）

"Group processes" pp.26-27

4．成功に導くメンバーシップ

　グループワークを成功させるためには、メンバーの発言の質を高める必要がある。メンバーシップの発言が、自己中心的な発言から他者中心的な発言へと洗練される。私的意見から公的意見に質が改善される。メンバーの間で、リーダーの問題はメンバーの問題と意識される。このようなプロセスが進むと、グループは成長を始める。

1) 自己中心と他者中心の調和
　　ジョハリの窓Ⅰ（自分が知っており、他の人も知っている）の領域は、さらに、自己中心性の部分と他者中心性の部分に分けて示すことができる。心理学者ピアジェによれば、幼い子どもの言語は「ちょうだい」や「ほしい」など自己中心性言語が半数以上を占めた。このことから、人間は自己中心性から成長を始めると考えられる。

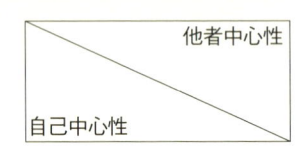

```
┌─────────────────────┐
│\              他者中心性│
│  \                   │
│    \                 │
│      \               │
│自己中心性\             │
└─────────────────────┘
```

　　人間は、やがて成長して「してあげる」など社会性言語を習得する。この行動は愛他行動と言われる。教育されない人間は人間となることはできない。人間は教育や学習によって人間になる。だから、愛他行動は学習によって習得される。もしも、愛他行動が学習されなかったならば、習得されないだろう。成長することは、自己中心性と他者中心性を調和した行動をすることである。メンバーシップが発揮されるためには、自己中心性と他者中心性が調和されなければならない。この作業がグループワークの話し合いやディスカッションなどで行なわれる。
　　「グループの意見がまとまった後で意見が採用されなかった」という不満が出されることがある。これは、メンバーの未熟な自己主張であったり、グループがこの意見を見落としたりした可能性がある。また、まとめの作業にも参加していなかったことも考えられる。意見が採用されなくても、グループのワークに何らかの参加があれば不満を防ぐことができるだろう。

2) 私的意見から公的意見
(1) 私的意見発表
　　グループ発表で私的意見をグループの意見とした発表がある。グルー

プワークで発言が少なくグループの意見をまとめることができない場合、また、意見が対立してどうしてもまとまらない場合に、個人の意見をグループの意見として発表せざるを得ないだろう。発表者は、孤立的な立場に立たされている。この場合、グループの意見ではないので、発表者は「私」という主語を使わざるをえない。この私的意見は客観的ではなく、主観的なものなので、多くの人の参考とはなりにくい。

(2) **公的意見発表**

グループ発表では、複数の異なる私的意見を集約して公的意見にまで洗練した作業の完成が確認される。達成感のある発表では、グループメンバー全員の意見を反映した公的意見にまで洗練されている。また、成功したグループワークでは、メンバーの自我が確立し人格が成熟する段階まで進む。また、ある一人の意見が反映されない場合があっても、公的意見に洗練する段階で参加し協力しているので納得できるだろう。グループワークが始まる前の実習においても、実習の目的や方法、手順の共通理解と認識がなされている。

この場合、発表者は公的立場に立っている。私的意見を克服した、グループとしての洗練された公的意見の発表を行なう。発表者は、「私」ではなく、「私達」あるいは「我々」という主語を使う。ここに、個人の意見や考えを洗練したワーク(作業)の成果の根拠がある。

公的意見発表	自立を支える看護	全員参加
	その人の価値観を尊重　備えて訓練	貢献
	健康な側面を伸ばす　残された機能の尊重	事前準備
	母性を育む　児童の発達　糖尿病の自己管理	個が確立
私的意見発表	可能性を引き出す看護	孤立的
	患者の価値観を尊重　必要な援助を提供	対立的
	欠席する　任せる	逃避的
	意見が言えない　考えがない	依存的

私的意見から公的意見への洗練

公的意見は、複数の私的意見という具体例によって構成されているから、多くの人の参考になりうる。「参考になった」「新しい考え方だった」と、多くの人に役立つように公的意見が集約できたら、グループワークの成功である。
　グループワーク成功への秘訣は、グループのマネジメント（経営・管理・調整・やりくり）である。メンバーが対話し、良好な関係を築き、そして、調整する。これは、リーダーだけではなく、サブリーダーと、全てのメンバーに求められるマネジメントである。

3）リーダーの問題はメンバーの問題

　事前にレポートを書くなどすると、グループワークは成功の可能性が大きくなる。しかしそれでも、「リーダーなど一部の人に負担が偏った」とレポートの「あとがき」に添える学生がいる。これは、グループワークが困難な作業であることを示す一例である。グループワークを成功に導くまでには、司会、集会の連絡、文章をまとめる作業、修正や訂正、パワーポイント作成など精神的・身体的・時間的に、多くの労力を必要とする。
　メンバーがメンバーシップを発揮させて、リーダーの負担を分散するように、メンバー全員が「リーダーの問題はメンバーの問題である」という意識で行動してワークを分担し合うならば、グループワークが成功したと言えるだろう。
　「嫌いな人とでも仕事はできるが、価値観を共有できない人とは一緒に仕事はできない」[12]という言葉がある。マネジメントには限界もある。優先順位。手順や目標の修正。貢献意識。顔と顔を相対してコミュニケーションを行なう。双方向的な意思伝達は発信者側の責任。発言しない人を作らない。自分中心で物事を考えず、他者の立場で考える。これらの言葉はマネジメントに明るい希望をもたらすだろう。

6章　メンバーシップ

グループワーク手順のまとめ

1. メンバーシップ（事前準備・相談・任務のアレンジなど）を果たす。
2. 自分中心と他者中心を調和させる。
3. 傾聴の技術を習得する。
4. 私的意見から公的意見に洗練する。

自己学習（レポート課題）(500字程度)●●●●●●●●●●●●

＊グループワークであなたができるメンバーシップの務めを箇条書きにしなさい。その説明を書きなさい。

キノコちゃん

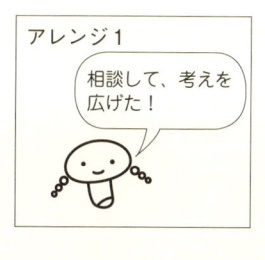

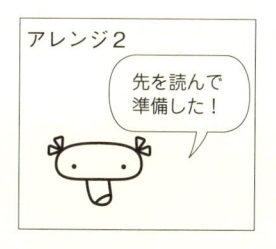

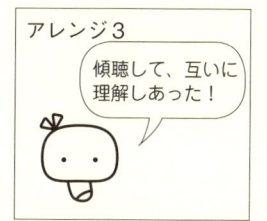

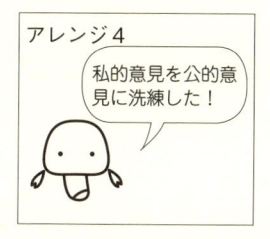

アレンジ1	アレンジ2
相談して、考えを広げた！	先を読んで準備した！

アレンジ3	アレンジ4
傾聴して、互いに理解しあった！	私的意見を公的意見に洗練した！

7章 グループワークの基礎は家庭

権威主義・民主主義

　筆者が講義を受け持っている学校で、1年次にグループワークに失敗したと書く学生は多い。その原因の一つに、家庭で培った不健全な対人関係がグループワークに持ち込まれるということがある。学生達は、意識するしないにかかわらず、リーダーやサブリーダー、メンバーの立場になった時に、家庭生活で習得した不健全な行動様式を再現している。成功したグループワークでは、自律と他律が調和した態度が取られている。

1．グループワークの基礎は家庭

　一般的に、人間は過去に習得した行動様式を現在の行動様式に再現して生活している。だから、学校で行なわれるグループワークの形態は、学生が育った家庭生活や家族の形を少し変えたものが再現されたものであると言える。成功するものであっても、失敗するものであっても、グループワークの基礎は家庭から持ち込まれたものである。

1）グループの基礎的モデルは家族

　　グループワークでは、顔と顔を相対して意見交換が行なわれる。言葉やしぐさによって、意思や感情が伝達される。意見交換では、同一視や昇華、合理化など様々な防衛機制が働く。家庭は幼少期に子どもが学習する場であり、成長する場であるから、この対人関係の型は家庭で習得されたものである。

　　「全てのグループは、家族の生活や活動の形を少し変えたものと考えられ

る。リーダー達は、親子関係のサイコダイナミクス（心理関係学）の観点から考察される。グループメンバーが知らずしらずにしている努力は最も重要とされる。好き－嫌い、悲しい－嬉しい、原初的衝動欲求－超自我（スーパーエゴ）が基礎的な動機であり、葛藤の源である。……個人間と個人内の関係論において、感情面の要素が最も重要な因子である」（髙谷訳）

"Group processes" pp.40-41

2）自律と他律の調和は、他の人とのワーキングによる

学生達はまず、自律と他律の調和という概念を認識する必要がある。しかし、認識しただけでは、行動が伴っていない。認識に行動が伴って一致したならば、人格の成長として評価される。この自律と他律の調和は、他の人々と共にワーキングすることから習得される。

「教師は、もっと自律的に、もっと自律と他律の調和になることをグループに可能にさせる方法は何かについて思いを巡らすだろう。……
生徒達は、単に本を読む、講話を聞くだけでこれを学ぶことはできない。これは、一人によるワーキングに補うとすれば、他の人々と共にワーキングすることによって習得される」（髙谷訳）

"Group processes" p.46

2．サイモンズの「親の養育態度」

子どもはそれぞれの家庭で親の養育態度の行動様式を習得する。心理学者サイモンズは、「親の養育態度」[13]を、支配・服従・保護・拒否の4つの要素から説明している。中心付近が自由と平等、理想的で健全と言われる民主主義的な親の養育態度である。学生達の家庭の背景がどのようなものであれ、その家庭で育った型が学校のグループワークに持ち込まれると考えられる。

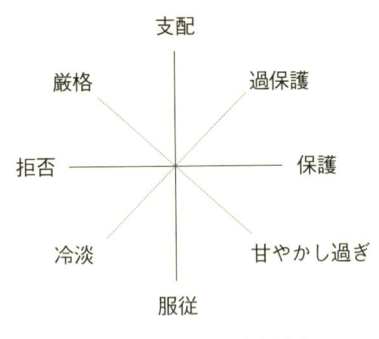

```
                    支配
         厳格         │        過保護
              ╲      │      ╱
                ╲    │    ╱
         拒否 ────────┼──────── 保護
                ╱    │    ╲
              ╱      │      ╲
         冷淡         │       甘やかし過ぎ
                    服従
```

サイモンズの親の養育態度

　さて、多くの親は理想的な養育態度で子どもを育てているとは考えにくい。多くの親は、どこかに偏って、不健全な養育態度で子どもを育てていると予想される。

　支配型は、権威主義で、行動に指示を出すと共に禁止命令を出す。このような家庭で育った子どもは学校でのグループワークでは、権威主義的なリーダーを選び、また、リーダーになった場合に権威主義的リーダーを演じる。**服従型**は、自由奔放主義で、親が子どもの言いなりになる。このような家庭で育った子どもは、利己主義的で、グループのルールに従わない。

　保護型は、先回りして子どもに助けの手を出す。多くのものを与える。このような家庭で育った子どもは、依存的になり、他律的な行動を取る。自立心・自律心や積極性に欠ける。**拒否型**は、否定的言動を取る。認めず、受け入れず、褒めることをしない。この家庭で育った子どもは、自信がなく消極的で、良好な人間関係を作ることが苦手になる。

　過保護な家庭に育った子どもは、依存心が強くなる。自立心・自律心や責任能力が低い。**甘やかし過ぎ**の家庭に育った子どもは、自己主張が強くて、わがままになる。

　冷淡な家庭で育った子どもは、孤独に陥っていて、人見知りをするようになる。寂しい子どもになるだろう。**厳格**な家庭で育った子どもは、努力しても認められることがないので、頑張り過ぎて心が消耗し、燃え尽きている。厳格な親は、子どもが進学しても「一流大学に行けなかった」と努

力を否定する。

このように分析すると、グループワークが難しい原因として、子ども達が偏った養育態度の家庭で育って学校に来ているという理由が考えられる。本書の4章で説明した「問題解決の態度」(p.40)では、他律型が58%だった。これは、親の養育態度が「保護型」に偏っていた可能性が考えられる。少ないが「人見知りをする」という学生がいる。これは親の養育態度が「拒否型」だった可能性がある。強力なリーダーシップを発揮してグループワークに失敗した学生もいる。この学生の親の養育態度は「支配型」だったと予想される。

3．教師と生徒の人間関係の4類型

我が国では、6歳になると子ども達は小学校へと進み義務教育を受ける。ここで、人生における第二の権威に出会う。鯵坂二夫によれば、4つの類型がある。子どもは家庭の権威と学校の権威との葛藤を体験して、その子どもなりの権威を形作り始める。学校の権威には、平等・同僚関係・尊敬による服従関係・他者実現の念願の関係がある。

```
1．権力関係
2．平等・同僚関係
3．尊敬による服従関係
4．他者実現の念願の関係
```

1）権力関係（優者と劣者の関係 － 支配・服従関係）

権力関係では、教師は支配し命令する者で、生徒は服従する者である。2千年も前から鞭が使われてこの関係で教育がなされてきた。しかし、現代では、体罰が禁止されている。支配・服従の関係は正しくない。この関係は、指示する教師から従う生徒へと一方向的である。

2）平等・同僚関係

　神や仏など絶対者の前では、教師も生徒も平等である。しかし、教師は成熟者であり、生徒は未成熟者なので明らかに違いがある。したがって、平等・同僚関係ではありえない。この関係も成熟した教師から未熟な生徒へと一方向的である。この教育を受けた人は、無意識的に一方向的な関係のリーダーシップを取る傾向がある。グループワークに失敗する原因となる。

3）尊敬による服従関係

　教師は全人格が生徒に比べて優位にある。生徒は教師を尊敬するが故に従う。これが今日の一般的な教師・生徒関係である。しかし、この関係は、優れていて尊敬できるからという理由で生徒から教師へと一方向的である。これは権威主義的とも言えるだろう。学校教育で権威主義的な教育関係を習得した学生は、一方向的な教育関係の対人コミュニケーションをとる傾向がある。これがグループワーク失敗の原因となることもある。

4）他者実現の念願の関係（教える者は教えられる）

　鰺坂二夫によれば、第4の教師生徒関係が存在する。第4の教育関係は、二方向、双方向的である。グループワークでの学生と学生の間の関係も「教えて教えられる」という双方向の関係である。この関係を築く時に、権威主義的関係にある支配・服従という欠点を克服する道が開かれる。

　「この他者実現の立場にあっては、指導者も被指導者もないのであって、教える者はかえって、教えられる者によって教えられる。この、他者の不思議なる力を媒介としての相互成就の世界こそあらゆる教育関係の基礎と言うべきである」

（『教育原理第一部』）[14]

4．グループワークが苦手な学生は多い

　筆者の「教育学」の評価レポートで「グループワーク」をテーマに論文を書いた学生が 12 人いたが、グループワークが得意だと書いた学生は一人もいなかった。1 年次で失敗したグループワークがトラウマ（心的外傷）のようになっていた学生がいた。2 章の冒頭に書いた「グループワークの時期になるとクラス全体が閉塞感に満ち溢れていた」（p.14）というレポートがこれを象徴していると思われる。

　しかし、2 年次には、ジョセフ・ラフトの『グループプロセス論』や、筆者の『看護学生のための教育学』（金芳堂刊）、その他の文献を参考にして、グループワークの苦手を克服していた。

　ある学生が教育学で「グループワークを成功させるための方法の研究」という論文を書いた。グループワークに苦手意識を抱いている学生がどれくらいいるかを調べるために学生 12 人にインタビューした。すると、そのうち 9 人（75％）が苦手だと回答した。苦手意識はないと回答した学生は 3 人（25％）だった。調査人数が少ないので統計学的には信頼性はないが、この結果は多くの学生達の心境を代弁しているものと考えていいだろう。その内容は以下である。

グループワークに苦手意識がある理由
頑張っても、一人で空回りしている気がした（2 人）　　　　　　　自律
周りの人が協力的ではなく、自分ばかりに負担がかかっていた（2 人）
　　　　　　　　　　　　　　　　　　　　　　　　　　　　　　自律
グループのペースについていけなかった（2 人）　　　　　　　　他律
自分の意見がないがしろにされたままグループワークが進んだ（1 人）
　　　　　　　　　　　　　　　　　　　　　　　　　　　　　　他律
特定の人がうまくまとめてくれたので、それでいいと思った（1 人）
　　　　　　　　　　　　　　　　　　　　　　　　　　　　　　他律
みんながまとまらず、バラバラな感じで終わった（1 人）　　　　孤立

グループワークに苦手意識がない理由
お互いが協力的だった（2人）　　　　　　　　　　　　　調和
リーダーが中心となって、みんなで頑張ることができた（1人）　調和

　これらを、自律・他律・自律と他律の調和、孤立・逃避・自律と他律の不調和で分類すると、上のようになる。自律でも孤立した状態の自律になっているし、他律も孤立した状態の他律になっている。このようなグループワークが繰り返されるのは、学習を継続するための動機を阻害するので、良いことではない。むしろ弊害が残る恐れが大きい。

5．第三の権威

　子どもが成人するまでに出会う権威は、初めが両親、次が学校の教師である。そして、社会に出て第三の権威に出会う。社会には、企業・役所など様々な権威の型が存在する。トップダウンは権威主義である。この反対がボトムアップである。トヨタは現場の労働者から改善点をボトムアップして生産効率を上げて成功した。年功序列型は日本の旧式の権威の型である。現代では格差が拡大する能力主義型が取られている。人材派遣法がその根底にある。全く同じ業務をしているのに正規社員と非正規社員では、給与に大きな格差がある。人類の歴史は、社会構造について権威主義が多かったことを記している。

1）権威主義型

　20世紀初めのアメリカでのある会議の議事録に権威に関する興味深いエピソードがある。権威を示すということについて、このようなことが行なわれていた。

　「皆さんは、ある仕事の監督に昇進した、ある人の話を聞いたことがあるかもしれない。その翌日、彼は外に出て、部下の男に言った。"テモテ・オブライエン、ちょっと来なさい"。その男が行くと監督は言った。"今朝、

お前をクビにする。だが、別にお前に落ち度があるからではない。ただ、私にそうする権威があることを示すためだ"。その男がある地位に就いて、いちばん初めにしたかったことは権威を示すことだった。これが人間の性質である」

　上のような権威の使われ方は100年も前のことである。しかし、現代のアメリカで次のような例がある。これは、子どもが、大人の権威的な行動を幼い時から学んでいるという一例である。我々は、無意識的に権威主義的な行動を取っている恐れがある。

　「息子が7歳のころです。そろそろ仕事場を見せてやろうと思い、オフィスの私の部屋に連れて行って大きな椅子に座らせました。すると息子が机越しに、こういったんです。パパ、誰かを呼んでクビにしてよ」

(『リーダーシップ・チャレンジ』[15] 海と月社)

　21世紀では、権威主義型のリーダーシップ、強力なリーダーシップ、トップダウン式のマネジメントは通用しない。しかし、人間の性質の中に無意識的にこれらが存在しているものと考えられる。我々はこれを意識上に明らかにする必要がある。

2）全員参加型

　我々は、成功するグループワーク、成功するグループマネジメント、成功するリーダーシップの理論を学ぶ必要がある。家庭や家族の生活から習得した不健全なリーダーシップをグループワークに持ち込むと、失敗することを悟らなければならない。

　成功するグループワークは、全員参加型である。グループメンバーのそれぞれの短所を克服して、それぞれの長所を持ち寄ってワークを進めるのが全員参加のグループワークである。全員が意見を発表し、みんなで傾聴し合って、感情を分かち合う。目標を共有して、ワークの成果を

目指して努力を傾けると全員参加のグループワークに達する。

　グループワークには優れたリーダーシップが期待される。しかし、これは強力に導こうとする力ではない。リーダーシップに大切な要素は、対話・関係・協調である。

(1) **対話**

　対話は互いに相手を尊重して行なわれる意見交換である。一方的な命令や指示は対話ではない。また、独り言も対話ではない。依存するような未成熟な人格や支配するような偏った人格では、対話は成立しない。対話が成立するためには、人間は高貴に自律して成熟した人格であらねばならない。

　対話は、同等や平等、互恵の関係を築く成熟した人格の者同士の間で成立する。成熟した人格は、自律と他律が調和している。成熟した人格の間の対話では、互いに相手を知り、相手の言葉で意見交換がなされる。この時に、対話が成立する。優れたリーダーシップとは、優れた対話能力である。

(2) **関係**

　あるグループで、優れたリーダーシップが発揮されて、グループの輪が成立している場合に、そのグループの人間関係は良好である。このようなグループでは、全てのメンバーが自分の任務の価値を自覚していて、熱意を持ってワークに取り組んでいる。

　良いリーダーは、グループの輪に参加しない人がいなくなるように配慮する。そして、全員が当事者意識を持ってグループワークに参加するようにグループをマネジメントする。良いリーダーは、メンバー達が自分は有能な存在者であることを自覚してワークを成し遂げるようにマネジメントする。グループワークの主役はメンバー達である。優れたリーダーシップとは、グループを導こうとする者と協力する者達との良好な関係である。

(3) **協調**

　協調という言葉には、協同・調和の意味がある。利害の対立する者達

が穏やかに物事を解決しようとすることや性格や意見の異なった者達が話し合って調和を図ることを言う。この話し合いのためには、多くの時間と精神的な精力を傾ける必要がある。

　ここにグループワークの効率性の悪さがあるのだが、成功したグループワークの体験ができると、個人ワークでの効率性の良さを越える、人格の成長という成果が得られる。優れたリーダーシップとは、グループのメンバー達がグループ目標の達成に向かった協調能力である。

　グループワークで成功する全員参加型のリーダーシップは、メンバーとの対話、メンバーとの良好な関係、メンバーとの協調である。グループワークに成功するリーダーシップを発揮する人は、家庭でこれらのグループワークの型を習得したのだろう。自律と他律の調和という優れたリーダーシップを持つグループは、貴重な宝物の所持グループである。

　対話・関係・協調というリーダーシップは、グループワークの中だけではなく、実習生と患者の間でも、重要な要素である。ある学生が受け持ったリハビリ期の患者には、入浴して清潔にするという援助が必要だった。患者は疼痛があり断っていたが入浴した。しかし、一方向的に学生が説得したので、嫌々ながらの入浴だったことが表情でわかった。学生はその後、これでよかったのか疑問に思っていた。

　教育学の「授業設計と看護設計」の中にこの学生の疑問の答えがあった。教授者と学習者の間の関係には、双方向的な関係がある。さらに、教育目標を作る時には、学習者を主語にして目標を作る。学生は、一方向的な援助を計画し、その上、実習生を主語にして援助目標を作っていた。また「授業実践と看護実践」では、学習者の既有知識に配慮するとある。しかし、学生は、患者の既有知識を確かめていなかった。これでは、患者の思いが尊重されていない。これが疑問の原因だった。

　2年次の実習では、抗癌剤を使用している患者を受け持った。学生は、患者に尋ねて教えてもらった。すると、庭の土いじりが趣味だった。そこで、土の中に雑菌がいることを教え、手洗いの意味と価値を教

えた。患者の知識を確認して否定せず、患者が気付くように促した。実習は納得できるものだった。このことから、1年次の患者には、入浴を断る理由を尋ねる、入浴による清潔や血行の改善を伝えるなどしたら、良い結果になっただろうと考えた。

グループワーク手順のまとめ

1. 家庭からもたらされたメンバーの対人関係の型を確かめる。
2. 学校教育からもたらされたメンバーの対人関係の型を確かめる。
3. 全員が自律と他律の調和を認識し行動するようにする。
4. 社会で通用するリーダーシップ（対話・関係・協調）を確かめる。

自己学習（レポート課題）(500字程度)●●●●●●●●●●●

＊あなたが家庭で習得したグループワークの型を分析しなさい。どのような修正を加える必要があるかを考察しなさい。

キノコちゃん

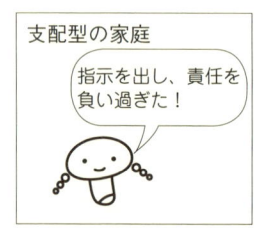

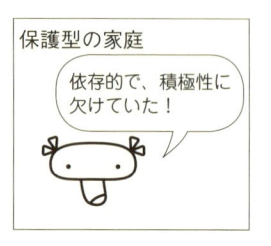

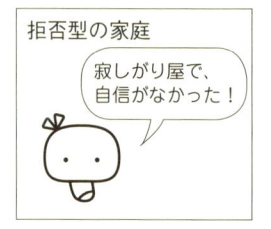

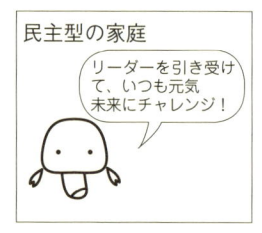

支配型の家庭	保護型の家庭
指示を出し、責任を負い過ぎた！	依存的で、積極性に欠けていた！

拒否型の家庭	民主型の家庭
寂しがり屋で、自信がなかった！	リーダーを引き受けて、いつも元気 未来にチャレンジ！

8章 感情の尊重

感情の共有・正義への憧れ・感情表現の権利・感動の体験

　これまでに「グループワークは嫌」「グループワークは苦手」「意見が言えない」など、グループワークに関する感情を表す言葉を書いてきた。グループ分けされたメンバー達は様々な感情を抱いている。グループワークでは、感情や人格に関する触れ合いがあるので、グループワークを成功させようと考える人は、メンバーが持っている感情に配慮する必要がある。ここにグループワークを成功させる方法のヒントがある。感情への配慮がなされたら、この問題を克服してグループワークに成功する道が開かれるだろう。

1.「感情の分かち合い」と「社会的なワーク」

　我が国には、理系人間と文系人間という言葉がある。これは行動様式の特性から人々を二つに分類した考え方である。文系人間の特徴は、感情が求めるものや人格的な出会いに興味を抱いている。理系人間の特徴は、感情や人格には興味が薄く、ワークを為すことに興味を抱いている。グループワークを成功させようと考える人は、この人達への配慮が必要である。

1）感情とワークの組み合わせ

　感情の要素とワークの要素の適切な組み合わせを作り出すことがグループワーク成功への秘訣である。効率よくワークを進めることが良いことだという考え方は「ワーク達成型」である。一方、何とかグループに輪を作ろうと話し合いを尊重する考え方は「感情の分かち合い型」である。

「あるグループのメンバー達の行動様式の特徴は"感情が必要としている。彼ら彼女らの人格的な出会い"という言葉にある。ほかのメンバー達は、感情面の必要については関心が少ない。または、感情の分かち合いに満足は少なく、グループ活動の"社会的なワーク"を重視するのを好むだろう。全てのグループは、様々な度合いで二つの必要を持っているので、この二つの要素の適切な組み合わせを作りだすことが、各グループがうまくいくために必要である」（髙谷訳）　　　　　　　　　　　"Group processes" p.24

２）二つの組み合わせを実現

　社会的ワークと感情の分かち合いが程よく達成された例がある。ある介護施設で、意識がなく末期状態になった入所者の介護が行なわれていた。やがて、看取りの介護が必要になった。ところが、看取りの経験があるのは一人だけで、そのほかの職員には経験がなかった。いつの間にか、他の職員はこの入所者の看取りの介護を一人に任せるようになった。

　これは良くないと考えたこの人は、看取りの介護のあり方を職員全員で話し合うように提案した。会議では「一人で行なう１の介護ではなく、全員で行なう10の介護」を勧めた。それからは、職員が全員参加して看取りの介護が行なわれた。介護の際には必ず挨拶し話しかけるようにした。ある職員は、その入所者が好きだったという演歌を聞いてもらおうとプレイヤーで流した。こうして、全職員による10の介護が提供された。やがて、その利用者は永眠されたが、その直前に、この人はその利用者の唇がかすかに動いたのを確認した。

　ここでは「社会的なワーク」と「感情の分かち合い」の程よい組み合わせが実現している。介護の初めの方では「経験がないからできない。経験のある者に任せる」というように「社会的なワーク（業務）」が重視されていた。これでは一人に負担が偏る。そこで、提案がなされて10の介護が行なわれた。職員の間で「ワークが分担された」と同時に良い介護が提供できたという「感情の分かち合い」も実現した。職員間のグループの輪ができたと同時に、職員と利用者の間にも和ができた。

「業務重視」に偏ると「感情の必要と人格的な出会いが」疎かになる。一方、「感情や人格重視」になると、業務が滞る恐れがある。グループワークにおいては、相反する二つの概念を調和させるために、私的時間をも割いて精神的なエネルギーを使って忍耐強く話し合わなければならない。ここにグループワークの厄介さの理由の一つがある。

しかし、グループワークに成功したならば、人格の成長と成熟がある。感情が尊重された時に「学び」と「変化」がある。感情表現が尊重されたこの人は、介護施設の職員達が直ぐに魅力的な人々となったに違いない。

3）感情もワークも置き去られたグループワーク

コンピュータを使ったある講座に参加した時のことである。各自の机の上には大きなコンピュータがあった。参加者は1グループ7人に分けられ「学習する動機についてグループの意見をまとめて報告する」という課題が出された。

一人がまとめた：付箋紙が配られていたから、メンバーはそれぞれの考えを書いた。ある人（旗を振る人）がコンピュータを使って、各自が分担して入力して、それを一人がまとめるという意見を出した。すると、メンバーは一斉に、大きなコンピュータの陰に隠れて互いに顔は見えなくなった。手順の確認はここまでだった。筆者は「手順が不備…」と言いかけたが聞く人はいなかった。ガチャガチャと音がする時間が流れた。やがて、その音が止まり、課題のレポートが教授に送られた。それで終わりだった。

修正・分析・共有がなかった：グループで良質のレポートを作成するためには、意見を集約する、分析する、修正するという手順が必要だが、その手順は作られなかったし、その作業もなかった。またその内容の共有もなかった。送信されたレポートはリーダー一人が作成したものであって、グループワークによって作成されたものではなかった。メンバー達による対話もなかった。レポート内容について、教授と学習者達

との対話もなかった。

ワークも感情も置き去り：グループワークは顔と顔を相対して、人格的な交流を行なうことを目的として行われる。この場合にコンピュータは連絡や通信の手段として利用されうるが、電子文字の交換では、表情が見えず感情の送信と受信はできない。この講義では、ワークと感情のどちらも置き去りだった。

人と人との繋がり：この講座を受けた時、筆者は61歳で、メンバー達は30代から40代の若い人達だった。彼ら彼女らは人と人との繋がりよりもコンピュータの操作の方に興味があるようだった。みんなが納得する手順を作る意味とか、内容を分析して全員が同意できる内容にするとかを話し合う考えはないみたいだった。ところが、多くの人々は、ビジネスでは人と人との繋がりが大事だと考えている。

「あるオンライン調査で、5年後には社交スキルとインターネットスキルのどちらがビジネスの成功に欠かせないものになっているかとたずねたところ、回答者の72％は社交スキルを選び、インターネットスキルを選んだのは28％だった。……もっとも重要なのはテクノロジーではなく、人とのつながりだと考えているのだ」　（『リーダーシップ・チャレンジ』[16] 海と月社）

2．公正さと正義への憧れ

公平さと正義への憧れは、感情から来る思いである。これは、人類の体験によって受け継がれて、個人の無意識の中に存在するのだろう。この思いは、尊重される必要がある。「グループワークは嫌」という声なき声が言葉で表現されなかったグループワークは、不健全なグループワークと評価されうる。そこには、支配、依存、逃避、孤立、負担、不満、嫌悪感、失敗感など何らかの否定的な感情が残っている。グループワークの中で生じた何らかの感情は、正の感情であれ負の感情であれ、表現されて、それが話し合われて尊重される必要がある。

我々大人は、受け入れられることを切望しつつ、感情表現を抑制してい

る傾向がある。これに対して、子ども達は、鋭い感覚を持っていてそれを言葉で表現する。

> 「確かに、子どものある種の遊びは、他の遊びよりも審判と正義を求める。例えば、アリ塚探検やおもちゃの家で遊ぶことに対して、空き地でやる野球がそうである。子ども達は公正であるか公正でないかの鋭い感覚を持っているように思われる」（髙谷訳）　　　　　"Group processes" p.33

　グループワークが進行していくと、ある人には、何か違うぞという否定的な感情が湧いて来ることがある。この感情は、公正な見地から個人の意見を聞いてほしいという切望である。ところが、グループワークは、個人の思いとは裏腹にどんどん進んでしまう場合がある。これは、個人のためだけでなくグループの益のために、慎重に聞く機会と、起こりうることを調べる機会が必要だということを意味する。
　しかし、グループワークの進行の流れを堰き止めるにはかなり大きな勇気が要る。そうした行動に出るための根拠が少ない場合やあまりにも多くの精神的なエネルギーが必要な時には、我々は、自分の考えや感情を表現するという、人間本来の自然な傾向を隠して抑制してしまうことがある。

> 「たぶん、公正さと正義への憧れは、人類の体験によって受け継がれ、個人の無意識の中に存在するという意味において、一つの原型（archetype アーキタイプ）である。……この感覚がひどくゆがめられるか、または、妨げられる場合、彼や彼女の所属する社会だけでなく、個人にとっても不健全な兆候として見なされる」（髙谷訳）　　　　　"Group processes" p.34

3．感情を持つ権利・感情を表現する権利

　人々は、感情を持つ権利も感情を表現する権利も持っている。これはグループワークにおいて実現される必要がある。しかし、これは法律によって保障されている権利ではない。

1）情緒の分野は取り残されている

　中世ヨーロッパでは、当事者間の争い事は決闘によって決着していた。これは、12世紀頃のイギリスにおいて、陪審員による裁判によって争いを終結させる「人身保護令（ヘイビアス　コーパス）」に発展した。これは「あなたは自分の身柄を持参してよろしい」という意味で、裁判官の前に被告人を出廷させるための裁判の開始を宣言する言葉である。今日では、裁判を受ける権利は世界中の国々の憲法に確立されている。さて、世界中の国々には、人間の身体的権利の問題を扱う法律は存在するが、感情を保護する法律は存在しない。

　「今日、法廷は、民事的・経済的・政治的・身体的権利の問題を扱う。だが、情緒の分野は私的な問題であるとして取り残されている。しかし、人間は、体験の中での正義と心理学的自由について切望するようである」（髙谷訳）

"Group processes" p.31

2）感情表現の行使は学びと変化をもたらす

　古代ギリシア人達は、真・善・美の普遍的価値を発見していた。知性の所産が真理、意志の所産が善、そして、情緒の所産が美である。この美にはグループの輪という調和が含まれる。

　ある人が感情を持つ権利と感情を表現する権利は、グループワークを成功に導くカギである。他者の感情を知ることは、グループの輪という高い見地のアイデアを刺激する。感情を持つ権利が尊重され、感情を表現する権利が行使されるグループでは、メンバー達の考えを表明する自由がある。そこには、学習の成立と人格の成長という変化が存在する。

　「ある人は、自分のそれとないまたは明らかな感情表現に注意が払われ、よく考えられた対応をされる時、学んでいることと変化していることを見つける。そうすると、このプロセスに参加している見知らぬ人々が直ぐに魅力的な人々になることは、少しも不思議ではない」（髙谷訳）

"Group processes" p.32

3）感情表現への優先権

ジョセフ・ラフトは、人身保護令に似た情緒保護令（ヘイビアス　エモータム）を提唱している（これは人心保護令とも訳せるのだが、身と心の違いが小さいので、読者がこの違いを読み取りにくいと判断したので、情緒保護令と訳した）。

情緒的なやり取りを尊重するグループワークでは、メンバーが公正にもてなされる機会と、私的な意見発表の時間が持たれる。グループワークは、知性と意志と共に感情を持つ人々のためにある。

「比喩的な情緒保護令を行使することは、あるグループが活動をひとまず脇へおいて、公正に率直に話を聞いてほしいと主張する人に優先権を与えることを意味する」（髙谷訳）　　　　"Group processes" p.34

4）感情表現の権利を尊重

グループワークは、限られたある一定の時間内で行なわれる。メンバーの中に発言の好きな人がいて、その人の発言が時間の大半を占有してしまう場合がある。これは、ほかの人の発言の自由を制限することになる。発言者には、全員への時間配分を考えながら、発言内容を手短にまとめかつ具体的で説得力のある発言が求められる。

「情緒保護令は、……ある人の行為が他の人達の情緒的な自由を制限すると立証される場合を除いて、人は、自分自身の感情を自由に表現する権利を持っていることを意味する」（髙谷訳）　　　　"Group processes" p.34

5）労働者達は、感情を持つ人間・個人

経営者グループが労働者グループを機械の歯車や奴隷や農奴のようにみなしていたが、感情を持つ人間で、かつ個人であるという理解を始めたのは僅か半世紀前のことである。1760年代後半にイギリスから始まった産業革命は、労働者を機械の部品であるかのように見做してき

た。これが変化し始めたのは200年後である。ジョセフ・ラフトの著書は、1963年の出版である。

「企業の経営者達は、"労働者達は人間である。彼ら彼女らの感情と気持ちは願いを叶えてやるべきものではない"ことを再発見し始めた。工場労働者達は、もはや特別な機械の一部ではなかった。彼ら彼女らはもはや奴隷でも農奴でもなかった。社会的・心理的な要求が、彼ら彼女らの生きてきた社会や政治と哲学の価値を反映している個人であった」（髙谷訳）
"Group processes" p.36

4．感動によって正される体験

認識と行動には表と裏の関係がある。認識を変えると行動が変容する。行動を変えれば認識も変容する。本書の1章に書いた「全体の要約を先に述べるという意見発表」(p.1) は認識の変化である。その結果、グループワークの行動が雑談から緊張感のある意見発表へと変容した。この背後には「レポート・論文の書き方」の講義によって文章力が高まったという感動があった。この感動がグループワーク苦手を正す原動力となった。リーダーは、文章力をグループワークにも応用すればワークがうまく進むと考えて実行したのだった。

「アレクサンダーとフレンチは、精神分析的心理療法についてまとめた概要の中で"感動によって正される体験"は、人格の変容と成長の本質であると主張している」（髙谷訳）
"Group processes" p.43

感動によって行動が変わることを教育的感化という。教育的感化は、心打たれる、自己洞察が深まる、自己の存在価値が確かめられる、人格が成長するという4段階をたどる。自分が変われば他者も変わる可能性がある。過去は変えることができない。しかし、現在と自分、他者は変えることができる。ここにグループワーク成功への希望がある。

8章 感情の尊重

グループワーク手順のまとめ

1. 感情の分かち合いワークと、社会的ワークを組み合わせる。
2. グループメンバーを感情のある個人として尊重する。
3. 聞いてほしいという意見を聞く時間と場を設ける。
4. 感動によって正される体験を尊重する。

自己学習（レポート課題）（500字程度）●●●●●●●●●●●●●
＊感動によって正された体験を思い出して記しなさい。あなたの認識と行動がどのように変化したかを分析しなさい。

キノコちゃん

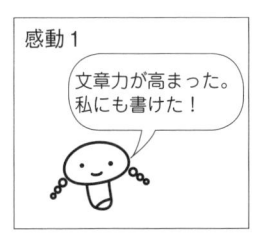

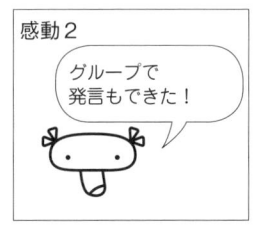

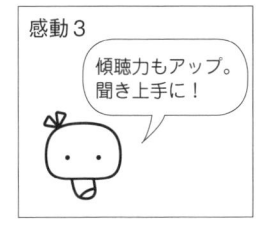

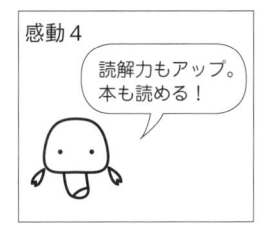

感動1
文章力が高まった。私にも書けた！

感動2
グループで発言もできた！

感動3
傾聴力もアップ。聞き上手に！

感動4
読解力もアップ。本も読める！

9章 敬意（グループの輪を結ぶ帯）

高貴な自律・文章力・目標設定・グループワーク5原則

　グループワークにおいて重要な点は、メンバーの高貴な自律（独立）のための敬意である。この敬意は、グループメンバー達が自らの能力によって問題を解決し課題を達成していけるのだという信頼である。また、この能力にはそのための理論と技術が根底に存在している。敬意がグループワークの輪を結ぶ帯となるならば、グループメンバー個人の人格もグループの人格も共に成長するだろう。

1．敬意はグループの輪を結ぶ帯

　筆者が授業で受け持った学生達は、みな、自律性を発揮してレポートを書き上げてきていた。確かに、無能な他律や依存をした学生はいなかった。これらの背後には、人は課題を達成する能力があるという敬意が存在している。

　リーダーシップを取った学生達は、メンバー達に対して課題を達成する能力と士気があるという敬意を払っていた。これまでに書いてきたように、メンバー達は、旗を振るリーダーシップの期待に応えて次回のグループワークまでにテキストを読んでレポートを書いてきたり、自分の意見を書面に書き表してきたりした。また、それぞれの能力に応じて任務を引き受け、協力してワークを成し遂げていた。リーダーシップとメンバーシップ相互の間に敬意が存在していた。敬意がグループを結ぶ帯となっていた。

　「ロジャースと彼の協力者達は、来談者は、治療者の指示によって生じる

無能な他律（依存）の体験をしないということを発見した。すなわち、このプロセス全体にわたって強調する点は、来談者の自律（独立）のための治療者の敬意である」（髙谷訳） "Group processes" p.42

2．文章理論と技術の指導が必要

　ただし、学習者達が高貴な自律を発揮できるようになるまでには、文章を書くための理論と技術について、教授者の熱意と敬意のある指導を必要とする。筆者は、毎回50分の講義後に40分で400字のレポートを求める「レポート・論文の書き方」の講師をしている。レポートは全てを添削しコメントして翌週には返却している。

　1998年に講義を始めた時に、学生の自主性と自己管理を尊重してレポート提出は義務にしなかった。ところが、提出状況を記録して調べた結果、提出数は全数の2分の1程度だった。学習の自己管理を学生に委ねると「全学生のレポートを書く能力が向上する」という授業目標は達成できなかった。翌年からは、レポート提出を義務にして提出状況を講師が管理した。未提出と不合格レポートは評価点から減点される。未提出レポートのままになっている場合は、添削したレポートに「○回目が未提出です」と書き込んで提出を促した。

　さて、このようにして講義の回数が進むと、学生達は事前にレポートの下書きをして授業に出席するようになった。辞典を使って誤字を減らし、1回で合格するレポートが書けるようになった。すると、書くことが面白くなってきた。やがて、学生の意識が「する学習」に変化してきて、学習の自己管理ができるようになった。やがて、2,400字のレポートや5,000字の論文も書けるようになった。こうして、学生達は高貴な自律にまで至った。その年の卒業論文にはかつてなかった変化が起こった。全員の論文が締切日までに提出されたと知らせがあった。

　　「ロジャースは、個人は基本的に、成長と健康、そして、自己実現への内部欲求によって導かれていると考えている」（髙谷訳） "Group processes" p.41

グループメンバー達は、自らの能力で問題解決や課題達成を果たす内部欲求を持っている。一般に、人は、指示によって生じる無能な他律（依存）をしない。内部に高貴な自己実現の欲求を持っている。なので、この高貴な欲求を授業によって引き出し、その能力を向上させる必要がある。この高貴な自律は、グループワークを成功させたいと願っている人々にとって希望の光となるだろう。

3．目標設定の理論と技術の指導

グループのメンバー達は、自主的・主体的に問題解決（課題達成）に当たる能力を持っている。これまでに、グループワークの問題を解決したグループ、課題を達成したグループを紹介してきた。これらのグループは、誘導されたり指導されたり、手助けされたりしてきたのではなかった。グループは、メンバー達自らの知恵と知識と実行力によって課題を達成してきていた（この前に、筆者の「レポート・論文の書き方」の授業があって、文章力が向上していたのだが……）。

グループメンバー達が問題を解決し、課題を達成するために必要なことは、グループワークを成功に導くための理論と技術の習得と応用である。教師がすべき指導は、誘導ではなくて、グループワーク遂行のための理論と技術を提供することである。その時に学生達は、その理論と技術を使って自らの能力でグループワークを遂行するだろう。

1）目標設定の理論

グループワークの技術の一つに目標設定がある。目標は、理想の高い目標と現実的な低い目標を設定する。1章に書いてある「難航したグループワーク」（p.8）では、理想の高い目標は「自律と他律の調和」であり、現実的な目標は「自分の意見をレポートに書いて来る」「レポートを基に意見発表する」「内容を記録し、みんなで見直す」「まとまった内容は各自が記録する」だった。このグループは、現実的な複数の目標を実現していった結果、理想の目標に到達した。

9章 敬意（グループの輪を結ぶ帯）

　　　理想の目標：自律と他律の調和
　　　現実の目標：意見をレポートに書く・レポートを基に発表する
　　　　　　　　　内容を記録する・意見が出なくなったら記録を見直す
　　　　　　　　　まとまった意見を各自が記録する

　「本来的にグループがワークや課題を成し遂げるために存在するのであるならば、大抵、目標は、グループの成果を増すために、同時に、個々のメンバーの満足を増すために存在する。……グループ関係学の研究者は、グループのメンバー達が、最もうまく複数の目標を設定し、問題の数々を片付け、自分達で様々な決定をすることができるということを知っている」（髙谷訳）　　　　　　　　　　　　　　　　　"Group processes" p.39

2）二つの目標は互いに補完する

　あるグループ内で、グループの目標と一個人の目標が一致している時に、一人のメンバーの行動が他の人々の行動と一致する。その人は自分の価値を見出すことができる。個人の目標は独り善がりなものになる場合がある。その場合に、グループの目標が個人の目標を修正する助けになる。また、グループの目標が不適切な方向へ偏る場合がある。その場合に、個人の目標がグループの目標を修正する場合がある。グループワークによって個人の能力が改善されて、個人の価値が確かめられる。二つの目標は互いに欠点を補完し合う。ここに、個人では為し得ないグループワークの意味と価値がある。

　「二つの目標は互いに補完し合うという考えによれば、演習は、自分自身の行動とほかの人々の行動にもっと気付くようになる機会を提供する。……参加者―観察者として、各々のメンバーは、グループへ向けた行動と人々の行動が一致することについて自分が明らかに価値あるかどうかを自分自身のために見つけることができる」（髙谷訳）　　"Group processes" p.9

3）高い理想の目標と地に着いた現実目標

　グループの目標や個人の目標を決める時には、高い理想の目標と現実的な目標を決める。現実的な目標だけでは、短期間に到達が可能なものなので、到達水準が低くなりがちである。一方、高い理想の目標だけでは、ある期限内に到達できず、不満や挫折感が残る恐れがある。

　しかし、二つの目標は互いの欠点を補完し合う。現実的な目標に到達できたら、やり遂げたという達成感と成功感を得ることができる。また、理想の目標を目指して士気（やる気）が高まる。二つの目標を持つグループは、ストレス（困難な情況）の許に置かれても耐え抜くことができる。

　「レヴィンによれば、士気はあるグループの目標がグループの理想（または遠い目標）を反映して十分に高く、同時に、ワークのための近い目標が現実の地に着いていることを意味する。……士気の高いグループは、深刻な損害を受けることなしに、分裂することなしに、激しい対立やストレスを耐え抜くことができる」（髙谷訳）　　　　　　　　　　"Group processes" p.23

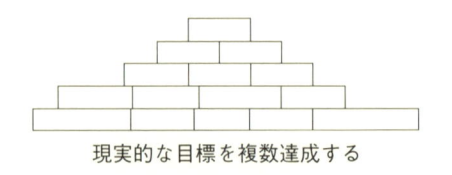

現実的な目標を複数達成する

4．個人とグループの生産性に対する敬意

　一般的に、自律的・独立的な人は「グループで取り組むよりも、個人でワークに取り組んだ方が効率良く生産性（productivity）が高い」と考える。確かに、個人が社会の中で独立した職種で働く場合には、個人ワークの方が、生産性が高い。

　しかし、企業や医療施設など組織の中で働く場合には、複数の他者との協力によるワークが主なワークになる。この場合、個人ワークとグループワークを比べると、どちらかが劣っているとか優れているということはない。個人のワークとグループのワークは互いに補い合っている。個人ワー

9章 敬意（グループの輪を結ぶ帯）

クの生産性とグループワークの生産性との間には、最適なバランスのための余地がある。

「ある意味で、グループの生産性に対して、個人の生産性の方が優れているのかという問いは、人々が共にワークする時に何かが起こるという見解に比べると重要なことではない。我々が一人でワークする時でさえ、他者の貢献が関わっている。例えば、科学者や芸術家達の発想や技術を借りたり取り入れたりすることなどがある。さらに、一人でワークする時に表される我々の能力は、過去の学習による作用の一つである」（髙谷訳）

"Group processes" p.19

個人の生産性対グループの生産性（まとめ）

個人の生産性とグループによる生産性を比較して、ジョセフ・ラフトは次のようにまとめている。両者には、長所と短所がある。

a．グループと個人それぞれで行なう問題解決と生産性は、明確な長所と短所がある。
b．一人で全体の洞察を求められた問題、または、一人で決定を必要とする問題については、個人で取り組む方が、グループで活動するより優れているだろう。
c．技術と情報について幅広い多様さを求められ、事実と思考の多角的な調査を必要とする問題は、グループでの取り組みが適しているように思える。フィードバックと自由な意見交換は、一人の努力では明らかにならなかっただろうアイデアを活発に刺激するに違いない。
d．目標が共有されると、その時、協働する成果の可能性が大きくなる。グループの目標がメンバーによって共有されない時、やる気と生産性は低下するだろう。だから、グループのディスカッションに参加することによって目標が決められる時、全てのメンバーが参加する可能性が高い。
e．個人が目立ち実績を上げたいと思うほど、友好的な共有とグループの

士気は下がるだろう。
f．グループの成果に必要なことを決めるとしたら、少ない人数のグループが最もよく機能し、必要とする様々な技術が提供されるだろう。そこには、グループを維持管理する資質や才能が存在している。
g．グループは人間関係の強い刺激の源であり、また、同調するように働き掛けるプレッシャーを生み出すだろう。グループのワークか個人のワークかを判断するために、この二つ（刺激とプレッシャー）は心に記しておく必要がある。
h．個人の自由と個人の価値を高く評価する社会は、自律的な思考、自律的なワーク、自律的な責任を強く推奨する。それゆえ、健全なグループの本来の目標は、グループの必要を満たしつつ真の自律を再確認することである（髙谷訳）。　　　　　　　　　　　　"Group processes" pp.20-21

5．グループワーク成功の5原則

　これまでに、見てきたように、グループワークを成功させるための必要な能力は、向上した文章力と成熟した人格である。この二つが不足したままのグループワークでは、誘導・助け・促しなどが必要だろう。また、もし事前に、文章力と人格の成長を促す授業が行なわれたならば、学生達は、全員がその知識と知恵と技術を使って、グループワークに挑戦できるだろう。

　グループワークが成功するためには、一人ひとりに、自律・責任・協調・貢献・敬意が必要である。つまり、独り善がりにならずに自分の考えがある高貴な**自律**、役割を引き受けて果たす**責任**、異なる意見を統合して共に働く**協働**、個々のチームだけではなく組織全体に対する**貢献**、そして、感謝の言葉（ありがとう）・労いの言葉（ご苦労さま）、褒める言葉（良かった）で表される**敬意**である。

　敬意による高貴な自律を促す指導方法は、他律の傾向のある学習者を誘導する方法に勝る。敬意は、自律・責任・協働・貢献というグループの輪を結ぶ帯である。グループのメンバー達がみんなでこの帯をしっかり締め

9章 敬意（グループの輪を結ぶ帯）

て、この5つの原則[17]を実行するところに、グループワークを生産的なものにする秘訣がある。

> **グループワーク手順のまとめ**
> 1．全ての人は自己実現の内部欲求を持っている。
> 2．自分の考えや意見の書き方を教え、理解できたかを確認する。
> 3．理想の高い目標と複数の現実的な低い目標を設定する。
> 4．ワークの原則（自律・責任・協働・貢献・敬意）を確認する。

自己学習（レポート課題）(500字程度)●●●●●●●●●●●●

＊あなた自身の中に存在する「無能な依存はしない」という体験を思い出してそれを文章に書き表しなさい。そして、「高貴な自律（独立）心」を見つけ出しなさい。

キノコちゃん

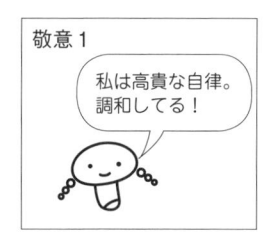

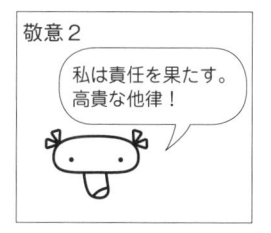

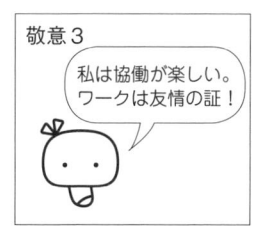

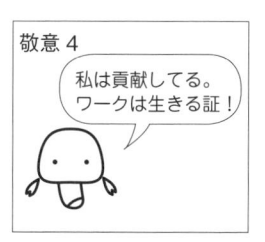

敬意1	敬意2
私は高貴な自律。調和してる！	私は責任を果たす。高貴な他律！

敬意3	敬意4
私は協働が楽しい。ワークは友情の証！	私は貢献してる。ワークは生きる証！

10章 グループが立ち往生する問題

偏った考え・問題行動・故意・悪意

　グループは、善意だけで構成されているとは限らない。人間の本質には、善の傾向と共に悪の傾向がある。グループには、故意の誤った行動、無意識の誤った行動、悪意の潜在がありうる。グループワークにおいて、両者の傾向が見え隠れすることがある時に、グループワークに困難が現れるだろう。

1．グループが立ち往生する問題

　これまでに書いてきたグループワークを困難にする原因をまとめてみた。その原因は数多くあった。リーダーやリーダーシップを取る人の努力だけでは、これを乗り越えることができないほどの難問と思われる。

1）文章が書けない

　筆者の2013年調査によれば「レポートをどのように構成して書いたらいいかわからない」という学生は96％に達するほどに多い。個人の意見でさえ整理して発言できないために、グループの意見をまとめることができないという問題がある。グループは、この問題とも向き合う必要がある。

2）学習の動機が未熟

　事前学習をしていない。テキストを読んでいない。行なった実習の記録を書いてはいるが、書き方がわからないので、発表することが恥ずかしい。グループワークの準備として、何をするべきかを人に尋ねること

も相談することもしない。このような、公教育での「させられ学習」や「やらされ学習」が延長した、消極的かつ受け身的な学習態度の傾向がある。グループは、事前学習するという課題にも取り組む必要がある。

3）口論・対立

意見を主張するメンバーが多くなった場合に、会話での議論では、感情が討議を支配して、意見が対立してまとまらなくなってしまう場合がある。個人の意見に固執する人が多い場合にまとめることは不可能である。口論は、オープン（開示）的でもアグレッシブ（攻撃的）でもある。この問題は、グループワークを混乱に陥らせる。

タックマン(1965)のグループ発達理論がある。グループは、①グループ形成期（forming）、②グループ混乱期（storming）、③グループ規範期（norming）、④グループ遂行期（performing）、⑤グループ散会期（adjourning）を通るとしている。

これまでに、この混乱を乗り越える方法として、各自の意見を文章化するという方法を紹介してきた。思考を文章化することは、激昂した感情を鎮め、個人の考えを客観化する。そして、他者の思考と共通する思考を生み出す。こうして、グループは、グループとしての規範や基準の合意に至り、混乱を克服する。

4）他律（依存）

他律的な人は、グループワークの進め方、維持や運営の仕方が消極的なので、発言を抑えてしまう。何かを発言するとリーダーに選ばれてしまうので、発言を控える傾向がある。自分よりも優れていると思われる意見や人に支援を求める行動様式が他律である。他律性は、新しい考え方の創造性が少ない。他律性もグループワークを立ち往生させる問題の一つである。

5）ペアリング（二人組）

　人間は無意識のうちに、二人で分派を作り分裂していく傾向があるようだ。あるクリニックで5人の看護師を雇った。すると、二人組のグループが二つできて、一人だけ仲間はずれになったという話がある。これがペアリング現象である。グループワークでは、このような分派と仲間外れという厄介な問題にも対処する必要がある。

　「ペアリング（二人組）は、問題を乗り切るためや個人的な満足を充たすために、しばしば、気付かないうちにメンバー達が各々の他の人と結ばれるもう一つの様式である」（髙谷訳）　　　　　　"Group processes" p.17

6）集団的愚行

　集団的愚行は、不適切な意見がグループを支配して、グループが誤った結論を選ぶ現象をいう。これは、同じ傾向のある人がグループにいる、他グループから隔離されている、反対意見を吟味しない、決定までの時間が短い、リーダーが指示的な人の場合に発生しやすい。

　グループワークではこのような愚行は防ぐ必要がある。これを防ぐには「他グループと交流を行なう。反対意見や少数意見を尊重して議論する。決定までを急がず、十分な時間を取る。リーダー一人に決定させず、全員で判断を下すなどプロセスを重視する」などが有効である。

7）個人の生産性とグループの生産性

　自律的で独立的な人は、個人学習や個人活動の生産性を評価し、グループ活動の生産性は効率が悪いと評価しがちである。医療機関や介護施設など看護師が勤務する施設はチームで働く。いわば、グループワークである。グループワークによる生産性の効率の悪さを克服する能力が求められる。

　個人の努力とグループの努力は補い合う。ただし、グループ全体が自律と他律の調和がなされている場合に限る。一方向依存や相互依存状態

のグループでは、負担が少数の人々に偏る。個人の努力を重視する自律型が多いとグループは立ち往生するだろう。

8）権威主義的組織

　高度に組織化したグループは権威主義的組織である。リーダーが指示や命令を出し、メンバーが服従を求められる組織は、様々な問題が発生する。このような組織では、依存傾向のある人が多くなる傾向がある。個人の権利を尊重する人は、その組織に存在しえなくなるだろう。もしかしたら、集団的愚行という成果が報告がされるかもしれない。これはグループが立ち往生するというより、そのグループを含めた組織全体が立ち往生することになるだろう。

9）ルーモア（うわさ）

　うわさは、グループワークの進行を妨げる。発言しないメンバーの言葉にならない感情がグループに漂う時に発生する。ルーモアも、グループワークを立ち往生させる原因となる。

2．状況が理解できない時の自律性の放棄

　良識ある人は、正論があっても発言せず、自律性を取り下げることがある。そのような人は、口論を避け、雰囲気を荒げず、時間を稼いで提起された主張の間違いが露わになるのを待つのだろう。これは自律性の放棄と見られることがある。

　ジョセフ・ラフトは、研究者達の実験による研究を手短に紹介している。これによると「情況が理解できている時でさえ、自律性は放棄されやすい」という。グループワークでは、組分けされたメンバーがどのような人なのかは情況が全くわからない。必ずしも全員が善意の人とは限らない場合もありうる。悪意や故意、偏った考え、個人主張など、何らかの問題行動を起こす人も参加している潜在性はありうる。

「クラッチフィールドは、……意見を考えるという自律性は間違った方向に導こうとする他者の意見に触れると、有意な比率の個人ですぐに放棄されることを発見した。アッシュの実験において、単独の個人は、自分の印象を他の人々と照合する機会を持たず、それに異議を唱える人々とのコミュニケーションをとることがなかった」（髙谷訳）　"Group processes" p.19

　2000年以降、オレオレ詐欺、振り込め詐欺が横行している。人は、一般に、間違った方向に導こうとする意見に流されやすい傾向にあるのだろう。だまされた人は「子どもとコミュニケーションをとらなかった」という特徴がある。グループワークでは、異議を唱える人々とのコミュニケーションは重要である。

　今日、施設では、診療報酬不正請求やその他の不正が行なわれることがある。内部告発を保護する公益通報者保護法があるが、被害防止に必要な人に限定されている。意義を唱えると、巨大な組織と戦わなければならない。逆に返り討ちに合う恐れがある。個人の力には限界がある。不正が組織を支配している場合、異議を唱える人に危険な火の粉が降りかかる場合もある。グループワークにおいても同じだろう。人間の本質の奥に潜んでいる悪の傾向という問題に、グループワーク困難の原因の一つがある。ジョセフ・ラフトは、さらに高い地位を望む人達は依存するとも書いている。このような場所が悪の温床となりうる。人間は、善と悪の両方の傾向を併せ持つ存在者と理解するのが妥当だろう。

　「シーマンは、高い地位へ昇進を志向する教師達は、自分達をより管理し為すべきことを命じる管理者達に好意を示すことを指摘した。他律することと地位を求める気持ちは相伴うと思われる」（髙谷訳）

"Group processes" p.18

3．社会的手抜き－個人的手抜き

　グループワークが開始されると、個人的な手抜きをする人の存在があり

うる。すると、その他の人々に負担がかかる。この場合、負担を分け合った人達は損をしたのだろうか。答えは「違う」である。以下にその理由を述べる。

R. ブラウン著『グループ・プロセス』[18]にリンガルマンの実験が書かれている。以下に要約を示す。19世紀末に、フランスの農業技師リンガルマンが、鋤を引く技術に関する実験を行なった。農業学生に力の記録計を付けたロープを、1人から14人で引いてもらった。すると、1人では85kgの力を出したが、7人では450kg（85kg × 5人分）、14人では850kg（85kg × 10人分）だった。彼らの全能力の一部が消散した。

のちの研究者ナタネ（1979）は、集団におけるこの明白な努力の出し惜しみを「社会的手抜き」と名付けた。この現象は「個人的手抜き」とも言われる。

さて、これをグループワークに当てはめて考察する。全員が100％のフルパワーでグループワークを続けたら、消耗し疲れてしまうのではないだろうか。それよりも、75％くらいのパワーで余裕を持ってグループワークを続けた方が、長期間でも困難な問題解決に向けて充実したワークができると考えられる。

グループワークにおいては、誰かに頼って個人的な手抜きをする人が存在する潜在性はありうる。その場合、ワークの課題を達成した成果を評価すると、努力した人達は能力や技術が向上し人格の成長と成熟の体験を高く評価される。しかし、個人的手抜きをした人は、成長が少なく、教育目標の到達度が低いと評価されるだろう。

企業や医療施設で、個人的手抜きをする従事者が存在しているとすると、何が起こるだろうか。その人は「信頼や信用を得られない。責任ある職務に就くことができない」など、価値ある人間とは評価されないだろう（いわゆる給料どろぼうと言われる）。

余裕のあるワークを続ける人は、その企業や医療施設に貢献すると共に、従事者にも社会にも貢献する。健全な人は、高貴に自律し協働して、責任を負い、貢献し続け、そして、全ての人に敬意を払っている。

グループワーク手順のまとめ

1．グループワークには、立ち往生する様々な問題がある。
2．故意、無意識、意図的、悪意を識別する。
3．自律性の放棄と手抜きを見抜く。

自己学習（レポート課題）（500字程度）●●●●●●●●●●●●

＊グループワークの途中で立ち往生した経験を思い出して、その原因を分析しなさい。

キノコちゃん

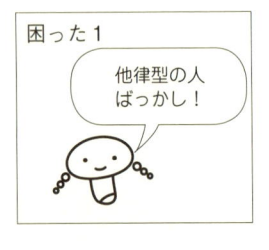

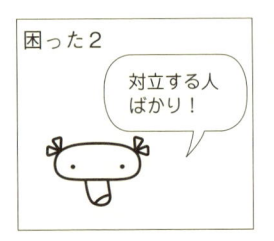

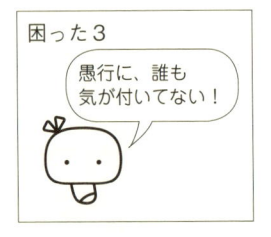

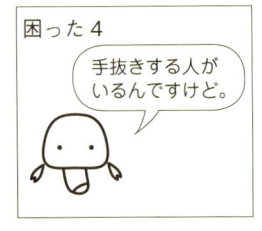

困った1　他律型の人ばっかし！

困った2　対立する人ばかり！

困った3　愚行に、誰も気が付いてない！

困った4　手抜きする人がいるんですけど。

11章 暗い展望 ポストモダン

文脈の欠如・常識の欠如・礼儀の欠如・配慮の欠如

　時代は21世紀を進んでいる。教育現場では、学生達の気質が20世紀とは何か違うと感じられている。20世紀の教育方法の特徴は、学生達が講義を聞いて、手を使ってペンでその内容をノートに書くことにあった。ところが、21世紀の教育では、コピー機と印刷機が発達したので手書きすることが少なくなった。講義内容は、コンピュータで作られた原稿が印刷されて配布される。字を書かなくなったせいだろうか、筆者の調査によれば、文章が書けない、レポートが書けない、書く作業に嫌悪感や拒否感がある、という学生が96％に達している。

　コミュニケーションでの人間の基本的な能力は、聞く・話す・読む・書くという4つである。メール、ゲームなどヴィジュアルメディアで1日の大半を過ごしてきた学生には、傾聴ができない、顔と顔を相対して話ができない、新聞や本を読まない、文章が書けないなどの特徴が現れている。21世紀の教育現場で待ち構えているのは、暗い展望である。

1．ポストモダン（現代以後：混沌）

　21世紀の文明は科学技術の進歩と共に危機的状況を抱えている。教育界は、子ども達の学力低下だけでなく、道徳心や社会的常識の低下という問題にも直面している。日本語では「劣化」は物の品質が落ちることを表現する。一般的に、人に対しては用いられない。しかし、子ども達の道徳心や社会的常識低下の状態をあえて「人間性が劣化している」とする表現がある。この人間性の低下はポストモダンという言葉で表現される。

1）混沌とした状態

　1900年代初めに「モダン」(現代)という用語が流行した。建築、芸術、科学技術、教育、経済、政治などあらゆる分野で「進歩・発展・成長」などの意味で使用された。やがて、1990年代、バブル経済の破綻の頃から、ポストモダン（現代以後）と言われるようになった。進歩や発展の後、世界人口は2013年に70億人を超えた。その結果、学力格差、環境破壊、地球温暖化、借金の増加による国家財政の悪化、環境汚染、大気汚染など、危機的な情況が現われてきた。文明は進歩と同時に危機的状況を抱えている。ポストモダンは先を見通せない「混沌とした状態」と言える。

2）電子黒板

　文部科学省は、全国の小中学校にモデル校を指定し、電子黒板の導入を進めている。教師はチョークを使わない。子ども達も黒板に字を書かない。手を使って文字を書くという教育方法が疎かになっている。

　電子黒板による授業によって、子ども達が歩き回るのが少なくなったという。これは、何かが違うだろう。本来、学習は、子ども達が鉛筆を持ってノートに文字を書く練習をする活動である。能動的に活動するところに学習の面白さがある。一方、電子黒板を使った学習は、子ども達に受動的な活動を求める学習である。

　20世紀の学習方法は、学生自ら教科書を読み、学生自身の手を使って字を書くという自律的な活動であった。ところが、21世紀の学習方法は、電子黒板による本を読み、それを聞くという他律的・受け身的な活動に変わってしまったようである。

2．21世紀の学生の傾向

　1985年頃から、コンピュータゲームが流行り始めた。2000年には携帯電話が普及し始めた。2013年にはスマートフォン（多機能携帯電話）が爆発的に普及した。2013年の看護専門学校の入学者は、2003年に小学2

年生だった。このころから、ケータイとコンピュータゲームが普及し始めた。幼い時代からケータイとゲームで育った子ども達が 18 歳を過ぎて、看護専門学校に入学してくるようになった。

　ポストモダンの時代に教育を受けてきた学生の特徴として、他者に対する配慮が少ない、自己中心的な行動を取る、筋道の通った考え方が弱い、社会的な常識が乏しいなどの傾向が見られる。これらの問題行動のある学生達はグループワークの任務に支障をきたすだろうし、グループ全体がワークの遂行に困難を覚えるようになるだろう。少子化や看護大学と看護学部の増加だけでは説明不可能な現象が起こっている。筆者が複数の学校で受け持っている学生で、21 世紀になって現れてきた問題行動について述べる。

1）文脈の欠如（訂正部分だけの再提出）

　ある学生のレポートに不合理と判断される欠点があったので、不合格にして再提出を求めた。ところが、再提出されたものは「訂正した文章だけの小さな紙片」だった。提出された一部分のレポートでは、これが何のためのものなのかの意味が不明だった。「文脈」という考え方がある。レポート課題に対する不合理な説明は、文脈がわかるように筋道が正しく訂正される必要がある。「再提出」の意味はレポート課題の内容全てを提出するという意味である。しかし、この配慮がなかった。

2）社会的常識の欠如（乱雑な順番のレポート）

　ある学生は 1 回目のレポートを提出した後、授業中は机に伏して寝ていた。学生の生活は昼夜逆転の状態だった。講義半ば「レポートを出さないと単位認定しない」と伝えたが返事はなかった。後半から未提出分を含めて提出し始めた。しかし、内容は「反省文のようなもの」で、レポートと言える内容ではなかった。どこをどのように修正するかをコメントして再提出を求めた。

　ある日、複数回分をまとめて提出した時に、順番を揃えていなかっ

た。これは、受け取る者に対する配慮に欠けている。筆者は読んでラインを入れ修正する箇所にコメントを書き加えて、書き直して順番を揃えて提出するよう求めた。

その意図は罰としてではなかった。書き直すことによって、文章力を養う、思考力を伸ばす、学習を習慣付けるなど教育的視点からのものだった。しかし、洗練された推敲はなされていなかった。再提出されたレポートは前回のものと表現が同じで、変化や成長は見られなかった。

3）人間性の欠如（反省がない）

看護専門学校には、働きながら学ぶ定時制の学校がある。学生の中には夜勤明けで登校する人もいる。昼食後、温かな部屋で、しかも単調な講義が続くと生理的に眠くなるのは自然なことだ。働きながら学んでいる学生の中には「これ以上、自己学習のために睡眠時間を減らすのは命を削るのと同じ」という厳しい現実と向き合っている人がいる。学生達は60分の講義の間に睡眠を取る人がいる。しかし、30分レポートの時間になると、起きてレポートを書く。こうして、学生としての責任を果たす。

学問は自ら学んで問うものである。人間は、自ら思考し判断し行動し責任を取る自律的な存在である。3年課程のある学生は、授業時間には机に伏して寝ている姿が続いた。最初から一週遅れでレポートを提出していた。筆者は後半に上のような文書を添付した。残りのレポートは当日に提出されたが、その中に「学習態度を指摘された」という内容が書かれていた。これは反省も改善も成長もなく、人間性の欠如と言えるだろう。

4）社会的常識の欠如（方向が逆）

高校を卒業して看護専門学校に進学してくる現役生と言われる学生の行動にある共通する特徴が目立つようになった。60分講義の後、30分でレポートを書いて、提出を求めているのだが、レポートを持って来

渡す時に、レポートの向きが自分から見て読む方向のまま講師に渡す学生が増えている。講師の机に置く、あるいは渡す場合に「やり直し」と言われる学生が多い。

この原因は、学校教育で体験せず学んでいない、家庭でのしつけがなされていない、ボランティア活動など社会教育の体験が少ない、社会的な常識の欠如などが考えられる。

5）睡眠不足の自覚の欠如

ある時、レポート執筆の30分の時間、眠っている学生がいた。教員に尋ねると、内科を受診して診察を受けたのだが、どこも異常はなかったということだった。成績が良く、学力の高い学生だった。レポート提出時に、その学生に睡眠時間をどれくらい取っているかを尋ねてみた。すると、就寝するのはいつも深夜3時頃とのことだった。「みんなそうしてますよ」と睡眠不足の自覚がなかった。また、「授業中に自分が気の付かないうちに眠ってしまう」とも言った。「あなたは明らかに睡眠不足だ」と伝えた。

脳は、睡眠が不足するなどストレスがかかると脳の神経細胞が壊れると言われている。そこで、脳は神経細胞の崩壊を防ぐために睡眠モードに切り替えて自分を守ろうとする。勉強しつつも、ゲームかメールで深夜に起きていたのだろう。生活の健全な自己管理が求められる。ヴィジュアルメディアの誘惑は強いから、学生は睡眠不足を自覚する必要がある。深夜勤務をする看護師は、不規則でも休息時に適度な睡眠を取っている。不規則な睡眠でも、脳は柔軟性があって、休息が取れているのだろう。学生の場合、授業時間に睡眠を補うのは良くない。

6）社会的配慮の欠如（順番が乱雑）

30分で書いたレポートは、教室の前に置いた机の上に番号順に置くようにしている。黒板には、1～、10～、と書いておく。しかし、1、2、3、の順番を考えないで積み上げる学生がいる。筆者は指示をしない

で番号順に並べ替える。チャイムと同時に退室する。

　「空気が読めない」という言葉が一時期流行った。時、場所、情況の意味を読み取って他者に配慮した適切な行動を取ることを「空気が読める」と言うのだろう。講義の回数が進むと、常識のあるクラスでは、提出されたレポートは番号順に揃えられている。消しゴムのカスもゴミ箱に持ち運ぶ姿も普通に見られるようになる。しかしクラスによっては、机の下に飴やガムの包み紙が散乱している場合がある。筆者は机間巡視の間に拾ってはポケットに入れたことがあるが、この意味が学生に伝わらなかった。2010年以降、学生の間にこれらの社会的配慮の欠如が存在する。

7) スマートフォン依存症自覚の欠如
　講義の後半、いちばん前の机で授業開始と同時に熟睡を始めた学生がいた。90分が経過してチャイムが鳴ると「ああ、すっきりした」と起き出した。直ぐに、スマホを使い始めた。「好きだね」と尋ねると、小学生の時からやっていたと言った。それはスマートフォン依存症状態だと伝えたが、本人にはその自覚がなかった。

8) 社会的常識の欠如（略字を書く）
　原稿用紙の中央に文字を小さく書く学生がいる。しかも、その文字はごまかすような省略の癖があって不正確な字だった。原稿用紙1枚に10個以上ある。2科目、21回に亘（わた）って右脇に楷書で書き添えてレポートの添削指導をしてきたが直らなかった。別な表現をすると、学生本人が直そうとしない。これは、学習能力がないとしか言いようがない。文字が上手ではない人は多い。しかし、漢字を正確に書くことは社会では常識である。この学生は「楷書で書く」という常識が欠如している。

9) 言葉で意見を出せない（メールだと意見が出される）
　メールでのコミュニケーションでは「発信と受信に時間がかかる。情

報量が少ない。感情が伝わらない」という欠点がある。メールでしか意見を発信できないということは、思考速度が遅く、感情の表出ができていない。言葉を操る（あやつ）という発言能力が劣っていることを意味する。

筆者は、レポート・論文の書き方の講義で「グループワークを成功させるための方法の研究」というテーマの論文を選択で求めている。社会人経験のある学生が次のように書いていた。

コミュニケーションについては、年々、自分の意見をうまく表出できない若者が増えている傾向にあると感じている。それは、メールやラインなど、言葉を発さなくても行なえるコミュニケーションツールが出回り、自分の意見や思いを言葉にして表現するという機会が少ないことが原因ではないかと推測した。それを裏付けるのが、締め切り間近のワークを最終確認する際に、学外での情報交換にそれらのツールを使用すると、驚くほどコミュニケーションがとりやすかったという事実である。グループワークでの発言の消極性や言葉に発するコミュニケーション能力の低下が進んでいる。

10) 未熟な人格（人見知りをする）

講義毎に求めたレポートに「私は人見知りをする」と書かれた文章が見られる。一般に「人見知り」は、幼い子どもが見知らない大人を見て、泣き、はにかみ、嫌う行動を言う。成長して大人になると、この行動は消失すると考えられている。しかし、看護学校に入学してきた18歳でも残っている現状がある。ラジオ番組に出演していた40歳過ぎのロックバンドのアーチストが「自分は人見知りだ」と語っていた。筆者は、このことは「見たことがなく知らない人が嫌い。コミュニケーションをとりたくない」という意味だと理解している。これは、悪意のある人に騙されないための防衛反応だろう。

成熟した大人は、見たことのない人を嫌って避けるのではなく、ある程度コミュニケーションをとって様子を窺い、善意か悪意かを識別する

能力を身に付けている。人見知りをする人は、この識別能力が弱いと考えられる。

11) 公的場での道徳心の欠如

　講義を始めると間もなく、ある学生が「後ろの音楽が気になります」と言ったので確かめると、机に伏して寝ている学生のヘッドフォンからロック調の音楽が漏れ出ていた。筆者は「起きなさい。音がほかの学生の迷惑です。止めなさい」と注意した。私的時間と公的時間の区別を付けることができない人がいる。その日のレポートに、中国の孔子の言葉に「自分がされて嫌なことは、人にしてはいけない」がある。これは東洋の人の基本的な道徳だとコメントした。

12) 緊張感の欠如

　看護学校の講師室で、学力低下の問題を話しかけたら、ある医師が筆者の話をさえぎってある話を始めた。病院で新しく採用した看護師・薬剤師・事務などの職員に医師が15分ほどの話をした時のことである。するとすぐに、最前列に座っていた女性が机に伏して熟睡を始めた。終わってから、どうしたのかを尋ねると、謝る様子もなく、夕べ遅かったと言った。彼女は薬科大学を卒業した薬剤師であった。「初出勤する日は緊張感を持っているものなのだが……」と言って話を終えた。

　メールをしていたか、ゲームをしていたか、とにかく深夜遅くまで起きていたのだろうと共に納得した。依存症になってしまうほどにヴィジュアルメディアは魅力的なものになっている。

13) 根拠の欠如したレポート

　看護学は実践科学の一つである。だから、レポートには、ある概念を記述したら、その根拠となる具体例を添える必要がある。しかし、「患者に必要な援助を行なう」という抽象的な内容を延々と書いて、この根拠となる具体的な体験を書くことができない人がいる。おそらく、「援

助という抽象概念」と「自分の具体的な体験」を結び付けることができないのだと推測される。これは体験の抽象化と抽象の体験化の思考が習得されていないことを意味する。

このような人には、「縦書きの日本語では、主語が頭、述語は体だと、文の構造を人の体に譬える。横書きの日本語では、主語は頭、述語は体と文の構造を青虫の体に譬える」などのように、絵を描いて教えたら効果があるかもしれない。

3．社会教育環境の悪化

筆者が、21世紀初頭に講義で直面している学生の特別な問題行動を記した。欠席をする。居眠りを始める。人と面して意見を言葉で表現できない。文脈に不合理で繋がりのない文章を書く。こうした学生をしばしば見かける。

こうした背後にあるものは、科学技術の進歩である。これは200年も前に警告されていたことだった。ルソーは1790年の著書『科学芸術論』で「われわれの学問と芸術とが完成に近づくにつれて、われわれの魂は腐敗したのです」と文化悲観説を唱えていた。

「グループワークの時期になると閉塞感が漂う」や「グループワークは嫌」という印象を持っている学生がいる。ポストモダンの教育では、グループワークに取り組む学生達もまた、こうした人間性の低下した学生達を前にして、暗い展望を持って向き合わなければならないだろう。

2章に仙台市教育委員会と東北大学加齢医学研究所が中学生を調査した結果を書いた。メール・ライン・ゲーム・マンガなどは、依存症になりやすい。子ども達が幼い時期からこれらに没頭したら、もっと学力は低下することが予測される。調査した研究者は、子どもは依存症に陥りやすいこと、スマホを見つめてばかりで赤ちゃんの目を見ない母親に育てられた赤ちゃんは人の目を見ることができない子になること、精神発達に障害を受ける危険性があることを警告している。2010年頃から、養護学校の子ども達の人数が増えている。ある自治体では教室が足りなくなってプレハブ

教室を増設している。一部の学習障害や情緒障害、行動障害の原因は、テレビ、コンピュータゲーム、スマホなどにあるだろう。文部科学省が推進しているデジタル黒板も一役買っている恐れがある。

グループワーク手順のまとめ

1. 発言はするが、実行はしない人がいる。
2. 一部に優れた才能があるが、人間として欠落部分のある人がいる。
3. その資質がないのにリーダーになる人がいる。
4. グループワークの閉塞感には理由がある。

自己学習（レポート課題）（500字程度）

＊グループワークに参加して、「絶望だという印象」を持った体験があったならば、それを分析しなさい。

キノコちゃん

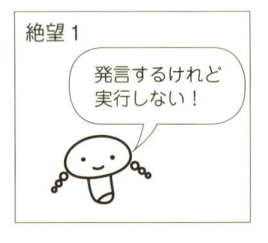

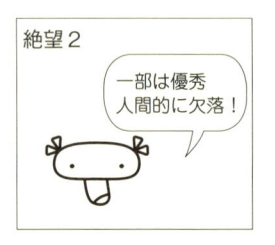

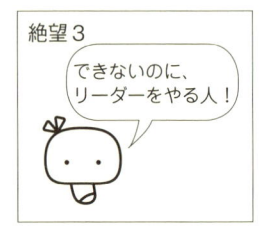

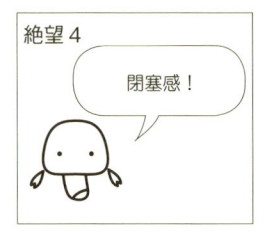

絶望1	絶望2
発言するけれど実行しない！	一部は優秀 人間的に欠落！

絶望3	絶望4
できないのに、リーダーをやる人！	閉塞感！

12章 明るい展望 モダンに帰る

顔と顔を相対する・手書きする・思考の型を習得する

21世紀の教育において、希望はモダンの教育にある。第二次世界大戦（1939～1945）後、西ドイツの大統領だったヴァイツゼッカーは「過去から教訓を学ばないものは、未来において同じ過ちを犯す」と語ったと伝えられている。教育において我々が為すべきは、過去の成功と失敗から教訓を学ぶ、である。

1. 顔と顔を相対し言葉を介して繋がる

コミュニケーション（伝達）は、聞く・話す・読む・書くという4つの能力を基本に行なわれる。2000年以降のケータイ、2012年以降に普及したスマートフォンは、コミュニケーションの「聞く・話す」を極端に減少させた。長電話をする人はほとんどいなくなった。授業でさえ、教室で顔と顔を相対してグループワークしているにもかかわらず、コンピュータの陰に隠れて、黙々とキーを叩き電子文字でのメールを「読む・書く」コミュニケーションに変えられた例がある。

グループワークでは、人と人とが顔と顔を相対して、言葉を介して意見を交換する。20世紀半ば過ぎの1963年にジョセフ・ラフトは、「自身の行動を他者の行動との関係から調べる」と書いていた。この時に、言葉が使えず、メールしか使えないとしたら、時間と手間がかかる。しかも、感情は伝わりにくく、表面的な意見交換になるだろう。

「他の人々の行動との関係において、難しい問題が生じた時や、今までの方法でうまくいかなくなった時、我々が新しいことを習得したいと思った

時には、我々自身の行動を他者の行動との関係から調べるほかに選択肢がない」(髙谷訳) "Group processes" p.10

誰かが、言葉を使って意思と感情を伝える。それを受け取った人は、自身の感情と行動を考える。ある場合には自身の行動を変える。ある時には、ある人の行動が取り上げられる。そして、行動の妥当性が話し合われて、何らかの修正や改善が行なわれて、新しい行動が習得される。これは言葉によって伝達される。21世紀の人々はインターネットスキルではなく、人とひととの繋がりが重要だと考えている。

「もっとも重要なのはテクノロジーではなく、人とのつながりだと考えているのだ」 (『リーダーシップ・チャレンジ』[16] 海と月社)

難しい問題、うまくいかない、新しいことの習得において、他者との行動から調べようとしたら、言葉を使う方がはるかに効率的である。聞く・話す・読む・書くという能力を使って顔と顔を相対して、互いに修正し合い、人とひととの繋(つな)がりを大切にするのが20世紀型グループワークである。これが、21世紀初めに多くの人々から希望を持たれている。

2．手を使って文字と文章を書く

20世紀教育の特徴は、手を使って文字を書くという学習方法である。人類は長く、聞く・話すという方法で子ども達を教育してきた。読む・書くという教育を受けたのは、商売人や宗教者、行政関係者の子ども達など限られた子ども達だけだった。多くの子ども達には、読み書きの教育はなされなかった。

人類の教育の歴史で、全ての子ども達に識字、すなわち読み書きの教育が義務化され、学校で教育され始めたのは、20世紀に近づいてからである。日本において、「邑(むら)や町に不学の戸なく……」という教育令が公布されたのは1879（明治12）年である。20世紀教育の特徴は、教科書を読ん

で手で文字を書くという方法だった。筆者は1978年から1990年の間に玉川大学と佛教大学の通信課程で学んだが、卒業論文と全てのレポートを手で書く時代だった。1単位原稿用紙5枚。144単位で卒業だった。提出したレポートは、おおよそ700枚（280,000字）は書いたと思われる。清書する前に下書きしたし、その前にテキストを読んでノート作りもしたから、2,500枚（1,000,000字）以上書いただろう。

21世紀になって、筆者は2008年から2年間の大学院を通信課程で学んだが、レポートも論文も手書きしたものは1枚もなかった。全て、キーボードで打って印字した。本書も下書き段階から、全てキーボードを使った。手書きは、印字した後に修正や書き込みをする時に使用しただけだった。

さて、「キーボードばかり使って、手で文字を書かないと漢字が書けなくなる」と言う人に出会うことが多くなった。これは日常生活で文章を書かない生活をしている人達も同じような印象を持っている。手を使って文字を書くという習慣がなくなると、脳の記憶から漢字が消えていく傾向があるようだ。20世紀教育の特徴である手を使って文字を書くという方法は、人間の識字能力を維持し、人格の成長と発達を支える良い方法である。

文章に書き表す方法は、学習者に多くの気付きを与える。「生命と倫理」の講義の後に求めた手書きのレポートに、次のような気付きが綴られていた。臓器移植の問題について考えてみた。すると、自分はこのことについて何も知らなかったことに気付いた。自分はなんて身勝手だったのだろう。臓器移植は、多くの人が助かる、人の役に立つなど良い面しか知らなかった。講義を受けて、他人の死を期待する医療で、亡くなった人の死の尊厳が守られていないという問題があるなんて考えもしなかった。文字に書き表して初めて、自分が何を考えていたのかが明らかになることがある。これを気付きや新発見ともいう。手書きの方法にグループワーク成功への希望がある。

3．思考の構造の習得

　ジョセフ・ラフトは、レヴィンの言葉を引用して、人々を観察可能な行

動を取る表現型と思考の構造を持つ遺伝型に分けている。表現型の人は、筆者が分類している他律型や逃避型に当たる。一方、遺伝型の人は自律型や調和型に当たる。

　「表現型は、言われたりさせられたりする観察可能な行動をいう。遺伝型は、考えや行動の基本的な意味についての、思考の構造のことである」
（髙谷訳）　　　　　　　　　　　　　　　　　　"Group processes" p.8

1）違いではなく程度の差

　上の引用文の内容には二つの疑問が生じる。遺伝型の人が思考の構造を持っているとすると、表現型の人は思考の構造を持っていないのだろうか。表現型の人でも思考の構造を持つことができるだろう。表現型の人が観察可能な行動を取るとすると、遺伝型の人は観察可能な行動を取らないのだろうか。遺伝型の人でも観察可能な行動を取る時があるだろう。ある人が自分は遺伝型だと言ったとしても表現型の要素も持っているだろう。遺伝型と表現型の傾向を併せ持った両者の調和型の存在もありうる。だから、厳密に分けることはできない。

　表現型と遺伝型の違いは程度の差と考える方が妥当である。思考の構造について、人間は表現型の要素と遺伝型の要素を併せ持っている。これは、違いではなくて程度の差である。表現型と遺伝型の差は、ある情況において、どちらかの程度が大きい時に遺伝型であったり表現型であったりするに過ぎないと考える方が妥当である。筆者は、思考の構造は経験と学習によって認識されて習得されるという立場で論を展開する。

2）二つの仮説

　思考の構造の習得について二つの仮説を立てる。遺伝型の人達が思考の構造を持っているのは、それを経験と学習によって認識して得たことが理由だと仮定する。また、表現型の人達が思考の構造を持っていない

のは、経験と学習によっては認識されず得ることができなかったことが理由だと仮定する。さらに、遺伝型の人の思考の構造は成熟したものではなく成長し続けるし、表現型の人の思考の構造も学習によって習得されるし、その後にさらに成長を続けると仮定する。

3）経験と学習による思考の構造の習得

　我々は教育によって思考の構造を認識し習得している。この根拠は、グループワークの学習と経験によって、他律的依存的な人々が、要約を初めに書く、共通点のあるレポートを書く、各自の書いたレポートを基に意見発表するなどの思考の構造を認識し習得できたことにある。

　このことは、自律的独立的な人々が先天的に生得的に思考の構造を持っていたのではなくて、経験と学習によって認識し習得したという可能性を示唆している。また、この思考の型は成熟したものではなかった。知識をさらに習得して成長していた。遺伝型の人の成長と表現型の人から遺伝型の人への変容や変化は、学習によって生じたのである。

4）グループワーク成功への希望

　自律的な人も他律的な人も、後天的学習による思考の構造の認識と習得の可能性があるところにグループワーク成功への希望がある。孤立型や逃避型、不調和型についても、経験と学習による思考の型の認識と習得の可能性は多いにあると言える。この習得に役立つ教育方法は、各自の考えを文章化するという方法や自己開示、無知の知の自覚などだった。これがグループワークに必要な思考の構造を創り出す基になった。本書にその一部を記載した。筆者著『看護学生のためのレポート・論文の書き方』（金芳堂刊）と『看護学生のための教育学』（金芳堂刊）が参考になるだろう。

　1918年発表、西條八十作詞の「カナリヤ」は、教育方法と学習方法について考えさせられるものがある。良い教育方法は、学習者が必要とする知識と技術を提供する教育である。

唄を忘れた　金糸雀(カナリヤ)は
後ろの山に　棄(す)てましょか
いえ　いえ　それはなりませぬ

唄を忘れた　金糸雀(カナリヤ)は
背戸(せど)の小薮(こやぶ)に　埋めましょか
いえ　いえ　それもなりませぬ

唄を忘れた　金糸雀(カナリヤ)は
柳の鞭(むち)で　ぶちましょか
いえ　いえ　それはかわいそう

唄を忘れた　金糸雀(カナリヤ)は
象牙の船に　銀の櫂(かい)
月夜の海に浮かべれば
忘れた唄をおもいだす

　グループワークが進まなくなった時に、学習者を誘導することは、学習者の自律性を否定するようなものである。本来、学習者は、銀の櫂(かい)（オール）の付いた思考の構造という船に乗って、グループワークという大海を漕いで渡る能力を持っているのだろう。もしかすると、思考の構造を単に忘れていただけだったり、知らなかったりしただけだったのかもしれない。学習者が操れる理論と方法を備える教育にグループワーク成功のヒントがある。

5）新知識を得る・既有知識に配慮を加える
　考えや行動の意味について、思考の構造を持っている人もいる。しかし、その構造は完全とは限らない。未熟な構造は成長させる必要があ

12章 明るい展望 モダンに帰る

る。中には、素朴概念や誤概念を持っている人もいる。「論文は起承転結で書かなければならない」という誤概念をどのように修正できるだろうか。また、新知識は、既有知識を利用して習得するが、既有知識が不完全な場合は、新知識の習得に困難が生じるだろう。また、思考の構造を持っていない人もいる。これらの場合、学習者は、思考の構造の新しい知識を習得する必要がある。

「教師が、生徒の既有知識や信念に注意をはらい、新しい知識を教える際の出発点として既有知識を用いれば、生徒の学習を促進する効果がある」

(『授業を変える』[19])

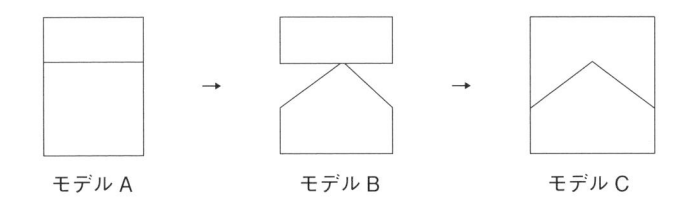

モデル A → モデル B → モデル C

上の図で、下部は既有知識、上部は新知識を表す。モデル A と B は、教授者からの一方向的な指導による教育を示す。モデル A では、既有知識に新知識がうまく結びついている。しかし、全ての学習者にこのように学習が成立するとは限らない。モデル B では、既有知識に新知識がうまく結びつかない。学習が成立しない授業では、両者に乖離がある。モデル C では、既有知識に新知識が結びついている。この指導は、双方向的な指導による教育を示す。

モデル C は、学習者の既有知識に合わせた指導が行なわれている。これは、学習者の既有知識についての情報が提供されていると共に、新知識が与えられている。これは、10 分間小テストや小レポートなどによって双方向的な教育が成立する。企業が新製品を作る前に、消費者が求めている製品について市場調査を行なうのと同じである。

本書の初めに書いたリーダーは「要約」を書いて来るという提案をしたが、このリーダーは思考の構造を持っていたのではなかった。それは講師から講義で学び得た内容で新しく習得した知識だった。教師は、学習者達の既有知識に配慮しつつ新しい知識を提供する必要がある。

　学習者は既有知識を用いて新知識を習得する。この場合に、教授者が、学習者の既有知識に配慮した教育を行なうならば、学習者は新知識の習得に成功するだろう。既有知識に配慮した学習者参加型の教育方法にグループワーク成功の秘訣がある。

4．グループのマネジメント

　グループマネジメントの目標は自律と他律の調和である。これは、一人での学習ではなく、他の人々と共に学習することからもたらされる。

1）グループ行動の手順を読む

　プロセス（過程）は、行動の意味についての推論の意味を表す。これは、わかりやすく表現すると「空気を読む」という言葉になるだろう。ある目的を持ってグループに集まった人々は、行動の意味を推し量っている。そして、組織のあり方や、行動の手順を予想している。すなわち、雰囲気を読んでグループの行動手順を推論している。

　「グループディスカッションの内容とグループ行動の基本的なプロセスは、見分けられ明らかにされる。プロセスとは、グループ内行動の意味についてまとめられた推論をいう」（髙谷訳）　　　　"Group processes" p.8

　グループワークでは、メンバーに分けられて達成すべき課題が与えられる。初期の段階では、どのようにワークを遂行するかについてのプロセスは、目標設定、役割分担、作業手順、各自の考えの文章化など、際限のない多様性に満ちている。

　あるグループは、作業手順を知らないために当面のグループの仕事を

片付けて減らすことを始める。失敗と無駄の多い試行錯誤の末にやっと課題が達成できたら幸せである。グループの意見がまとまらなくてリーダーが自分の考えを発表した失敗のワークもある。

　これまでに書いてきたように、成功したグループは、ワークの手順を推論して、それぞれのグループのワークに適したワークの手順を作って実践していた。この手順の知識がなければ、考えて無から有を創り出すことは不可能だろう。グループ開始以前に、目標設定や作業手順を知ることにグループワークを成功に導くための秘訣がある。

2）組織とワークの維持管理

　グループの行動手順とグループの組織を維持管理するための作業手順をどのように考え出すのだろうか。これまで書いてきたグループは、次回までに自分の考えを文章に書いて来るというアイデアを考え出した。これはグループの行動手順であり、思考の構造である。

　自由があるところに創造性が存在する。思考は冒険であり、創造である。低度に組織されたグループは、グループの行動手順を新しく考え出すことに冒険心を働かせる。

　「構造（構成）とは、グループの内部組織とグループの行動手順をいう。全てのグループは組織の問題に直面する。これは、単に高度か低度かという組織化の度合いの質の問題だけではなく、グループが、自グループの必要にふさわしい行動や制限、自身のルールを作るかどうかの問題でもある」
（髙谷訳）　　　　　　　　　　　　　　　　　"Group processes" p.21

　グループワークを成功させるためには、「ワークを維持管理する機能」と「グループを維持管理する機能」のバランスを保つ必要がある。どちらかに偏ると、ワークに失敗の恐れが出てくる。

　グループ分けがなされると、グループは、組織化の程度の高いリーダーを中心にした権威主義的グループか、組織化の程度の低い全員参加

の民主主義的グループのどちらかの傾向を示す。権威主義的グループでは、課題を遂行することに集中する。何事も権威のある人の指図に従う。作業手順や作業プロセスには関心を示さず、コミュニケーションは表面的で、上辺だけの人間関係に終わる。

　一方、民主主義的グループでは、作業手順や作業プロセスについての話し合いから始める。課題を遂行することよりも、手順やプロセスが興味深いテーマになる。話し合いの中では、メンバーの抱いている感情に関心が向けられる。メンバー一人ひとりの特技が調べられることもある。もし、優れた才能が発見され、それが課題遂行に関係があるとなると、手順を修正し、改善することもある。コミュニケーションは密になり人間関係が深まる。民主主義的グループのワークは、話し合いのための時間、話し合いという精神的労力を必要とする。これは20世紀型グループワークであるが、ここに成功の根拠がある。

3）グループの成長発達

　「ジョハリの窓」理論による、自分が知っており他の人も知っている領域を拡大することが、ある個人と他者の人格の成長だった。グループメンバー達がワークを達成するための手順を作り、実践して課題が成し遂げられると、メンバー全員が達成感を得る。

　成功したグループワークでは、ワークが終了する頃には、自律の独り善がりの傾向が改善され、他律の依存傾向が消失する。孤立や逃避の傾向もなくなる。こうして、グループは、自律と他律の調和に至る。この調和に至ったグループはさらに成長発達する。

　「グループは、自身の構造（structure）、組織、基準を持ち、発達する組織体系として考えられるだろう。……クラスは、それぞれグループの範囲内において、内部の相互作用の手順と型で成長発達する。それは、あたかも仮想の思考の筋道（ライン）が、グループの中で行動を導き、操縦しているようなものである」（髙谷訳）　　　　　　　　"Group processes" p.46

こうして個人の傾向が改善され、現実の地に着いたグループ目標が達成されると士気が高まる。自律と他律の調和は、本を読むだけ、講義を聞くだけの個人学習では習得することはできない。自律と他律の調和は、他の人々と共にワーキングすることによって習得され、成長発達する。
　学習には、新知識を習得するという意味と共に、既にある認識や理解が変化するという意味がある。学習者達には新しい知識や新しい洞察を得る無限の可能性が開かれている。グループワークの中で、学習者達が自分自身の認識に小さい変化をもたらす気付きに出会うことがある。その時に、学習が成立する。ワークの中でこうした体験をしたら学習者達は、もっと知りたいという思いから学ぶようになるだろう。

4）個人の成長

　人間の脳は、新しく作られた神経細胞によって成長発達する。ただし、新しく作られた神経細胞は、樹状突起とニューロンが既成の神経細胞と結びついて既成のネットワークに組み入れられないと、死んでしまう[20]。
　新しい神経細胞が既存の神経細胞のネットワークに組み入れられる方法は、ウォーキングなど適度な運動と少し難解な学習である（これには栄養と睡眠も必要）。メール・ライン、コンピュータゲーム、テレビなど単純な作業は学習効果がなく、怠惰な時間つぶしになってしまう。その結果、新しくできた神経細胞は死んでしまう。
　人間の基礎的な能力は、聞く・話す・読む・書くという4つである。この中で、書くというトレーニングは思考力を鍛えて、新しくできた脳の神経細胞を既存のネットワークに組み入れる働きをする。1章に、事前に自分の意見を文章に書いて来るという方法を紹介した。文章を書くトレーニングを続けると、文章を書くために思考する神経細胞のネットワークが新しくできる。これはその人の文章力となる。だから、向上心をもって忍耐強く学び続ける必要がある。1998年に、57歳から72歳の癌の患者で脳の海馬の神経細胞が新しく作られていることが確かめら

れた[21]。だから、何歳になってからでも学習効果の可能性がある。早寝、早起き、朝ご飯。そして、よく遊びよく学ぶ。これが賢く働く脳を作る。

グループワーク手順のまとめ

1. 顔と顔を相対して言葉でコミュニケーションをとる。
2. 手書きでレポートを作成する。
3. 考えや行動の意味について、思考の構造を確かめる。
4. グループの成長段階を確認する。

自己学習（レポート課題）（500字程度）●●●●●●●●●●●●

＊20世紀型のグループワークから成功のヒントを見つけなさい。

キノコちゃん

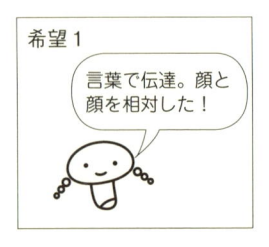

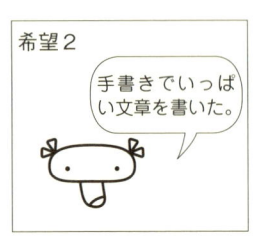

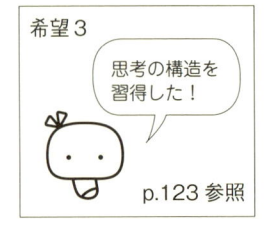

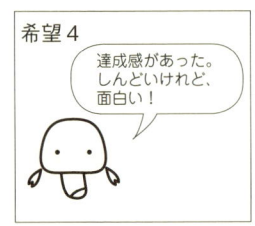

希望1: 言葉で伝達。顔と顔を相対した！

希望2: 手書きでいっぱい文章を書いた。

希望3: 思考の構造を習得した！ p.123参照

希望4: 達成感があった。しんどいけれど、面白い！

付録　到達度評価と自己評価

　教育の要素には、目標・方法・内容・実践・評価がある。目標を設定し方法と内容を準備して、実践すると評価が行なわれる。ここでは、学習者によるグループワークの自己評価について述べる。

1．相対評価と到達度評価
　評価には、相対評価と到達度評価がある。相対評価は、ある個人を複数の他者と比較して順位を付ける。この方法は、全体の平均点が高ければ個人が努力しても順位は変わらない。権威主義的評価で、個人の努力を認めない非人間的な評価だとされてきた。一方、到達度評価は、目標を設定して学習した後で、目標への到達度を評価する。これは、個人の努力を尊重した目標への到達度を測る合理主義的評価と言われる。

2．ソーンダイクの教育測定
　アメリカの心理学者E・L・ソーンダイク（1874～1949）は客観的・数量的な評価方法を教育学に歴史上初めて導入した。彼は measurement（測定）という概念を使った。「測定評価」という用語は「人格は測定できない」ので使われない。これは「到達度評価」という考え方に変わって役立てられている。

　「全て存在するものは何らかの量においてある。それを完全に知ることは、その質と同じく、その量を知ることを意味する。教育は人間における変化に関係している。一つの変化は二つの状態の間の相違である。それらの状態の一つひとつは、それによって生み出された物、すなわち、作られた物、話された言葉、為された行為などによって我々に知られる」[22]

Edward. L. Thorndike（髙谷訳）

彼の評価方法には、物・言葉・行為について、量・変化・相違を測定するという視点がある。この評価方法を応用して、グループワークでの自己評価を試みる。抽象的な目標では、到達度を測ることはできない。これまでに現実的かつ測定可能な目標を作ってきたので、到達度評価が可能である。本書の各章末にある「グループワーク手順のまとめ」を以下に書き出した。60％到達したと評価できる項目を1点として採点すると、あなたのグループワークを自己評価できるだろう。

3．グループワークの自己評価

1．手順を作った。　　　　　　　　　　　　　　　　　　　（1　0）
2．自分の意見を文章に書いた。　　　　　　　　　　　　　（1　0）
3．共通点のあるレポートを書いた。　　　　　　　　　　　（1　0）
4．分担した役割を果たした。　　　　　　　　　　　　　　（1　0）
5．グループワークの質問レポートを書いた。　　　　　　　（1　0）
6．わたしメッセージ、わたし達メッセージを書いた。　　　（1　0）
7．他者との関係で自分を知った。　　　　　　　　　　　　（1　0）
8．できることとできないことを自己開示した。　　　　　　（1　0）
9．成功したことと失敗したことを開示した。　　　　　　　（1　0）
10．個人とグループの未知の部分を開示した。　　　　　　　（1　0）
11．グループ間交流を行なって愚行を修正した。　　　　　　（1　0）
12．問題解決の態度について、自分の傾向を分析した。　　　（1　0）
13．自律と他律の調和を目指して、できる役割を担った。　　（1　0）
14．一人で学ぶ・共に学ぶという両者を調和させた。　　　　（1　0）
15．自己修正するグループワークを実践した。　　　　　　　（1　0）
16．的を射た発言を探した。　　　　　　　　　　　　　　　（1　0）
17．優れたリーダーシップ（敏感・察知・観察）を働かせた。（1　0）
18．全員参加型のグループワークを設計した。　　　　　　　（1　0）
19．メンバーシップ（事前準備・相談・任務のアレンジ）を果たした。

(1　0)
20. 自分中心と他者中心を調和させた。　　　　　　　　（1　0）
21. 傾聴の技術を習得した。　　　　　　　　　　　　　（1　0）
22. 私的意見から公的意見に洗練された。　　　　　　　（1　0）
23. 家庭からもたらされたメンバーの対人関係の型を確かめた。（1　0）
24. 学校教育からもたらされたメンバーの対人関係の型を確かめた。
(1　0)
25. 全員が自律と他律の調和を認識し行動するようにした。（1　0）
26. 社会で通用するリーダーシップ（対話・関係・協調）を確かめた。
(1　0)
27. 感情の分かち合いワークと、社会的ワークを組み合わせた。（1　0）
28. グループメンバーを感情のある個人として尊重した。　（1　0）
29. 「聞いてほしいという意見」を聞く時間と場を設けた。（1　0）
30. 感動によって正される体験を尊重した。　　　　　　（1　0）
31. 全ての人は自己実現の内部欲求を持っていたと認識した。（1　0）
32. 自分の考えや意見の書き方を教え、理解できたかを確認した。（1　0）
33. 理想の高い目標と複数の現実的な低い目標を設定した。（1　0）
34. ワークの原則（自律・責任・協働・貢献・敬意）を確認した。（1　0）
35. グループワークが立ち往生する様々な問題を解決した。（1　0）
36. 故意、無意識、意図的、悪意を識別した。　　　　　（1　0）
37. 自律性の放棄と手抜きを見抜いた。　　　　　　　　（1　0）
38. 顔と顔を相対して言葉でコミュニケーションをとった。（1　0）
39. 手書きでレポートを作成した。　　　　　　　　　　（1　0）
40. 考えや行動の意味について、思考の構造を確かめた。（1　0）
41. グループの成長段階を確認した。　　　　　　　　　（1　0）

　総合得点を2.5倍すると100点満点での評価とすることができる。認識と行動に良い変化をもたらす教育で大切なことは、到達可能で現実的な目標を設定することである。

引用文献

p.1, 5	1）	『看護学生のためのレポート・論文の書き方』（改訂5版）髙谷修 金芳堂 2013
p.6	2）	『科学的看護論』薄井坦子 日本看護協会出版会 1978
p.8	3）	『看護学生のための教育学』（改訂3版）髙谷修 金芳堂 2013
p.9, 20	4）	Joseph luft, "Group Processes; An Introduction to Group Dynamics" 1963 Palo Alto, CA: National Press Books. 1963 p.10（ミシガン大学ホームページ 2012閲覧）
p.25	5）	『週刊文春』文藝春秋 2014.6.12 pp.135-137
p.27	6）	『透明なる自己』S・M・ジュラード 誠信書房 1987
p.51	7）	『カウンセリング大事典』新曜社 2004 pp.10-11
p.51	8）	『心理学辞典』丸善 2006 p.31
p.51	9）	『哲学事典』平凡社 1976 p.77
p.51	10）	『世界大百科事典』平凡社 1998 p.246
p.61	11）	『口語訳聖書』日本聖書協会 2011 p.159
p.72	12）	『ドラッカー式45分間会議術』藤屋伸二 宝島社新書 2013 p.99
p.75	13）	『児童心理学Ⅲ・Ⅳ』日名子太郎 玉川大学通信教育部 1979 p.219 P.M. Symonds : "Some basic concepts in parent-child relationships" Amer. J. Psychol. Vol.50. pp195-206, 1937 ; "The psychology of parent-child relationship" 1939
p.78	14）	『教育原理第一部Ⅰ・Ⅱ』鯵坂二夫 玉川大学通信教育部 1981 pp.13-24
p.81	15）	『リーダーシップ・チャレンジ』クーゼス＆ポズナー 海と月社 2010 p.99
p.88	16）	『リーダーシップ・チャレンジ』クーゼス＆ポズナー 海と月社 2010 p.44
p.101	17）	『教育の方法と技術』西之園晴夫編 佛教大学通信教育部 2008 p.150
p.107	18）	『グループ・プロセス』R・ブラウン 北大路書房 1993 pp.139-140
p.125	19）	『授業を変える』米国学術研究推進会議編著 北大路書房 2006 p.11
p.129	20）	『デジタル・デメンチア』—子どもの思考力を奪うデジタル認知障害— マンフレド・シュピッツァー 講談社 2014 p.60
p.130	21）	『日経サイエンス』日経新聞社 1999.8 pp.36-42

p.131　22) Edward. L. Thorndike "The Nature, Purposes and General Methods of Mea-surements Educational Products" "The Seventeenth Yearbook of the National Society for the Study of Education Part Ⅱ The Measurement of Educational Products" 1918 p.16 京都大学教育学部図書館蔵

おわりに

　これまで、多くの人々によってビジョンやパッション、カリスマなど、優れたリーダーシップが模索されてきた。しかし、歴史は、優れたスーパーリーダーがほとんどいなかったことを示している。トップダウン式のマネジメントは過去の幻想であり、もはや通用しない。優れたリーダーシップは、対話・関係・調整である。

　「段取り8分」という言葉がある。これは、段取りで仕事の出来上がりの8割が決まるという意味である。グループワークには「段取り」に当たる「手順を作る」というアイデアが役立つ。段取りは、話の組み立て、仕事の順序と方法の決定、心がまえや工夫を意味する。対話・関係・調整というプロセスを通して、メンバー達が異なる手順を持ち寄って、グループワークの手順を作る。手順は、途中で修正や改善される場合もありうる。洗練された手順は、グループに達成感のある成果をもたらすガイド（導き手）となるだろう。

　個々の意見を文章化する作業の後で、グループの意見がまとめられて発表される。グループワークが成功するためには、全てのメンバーに文章を書く能力が必要である。個々の人が自分の意見を洗練した文章に書き表したら、それをまとめる書記役の人がまとめやすくなるだろう。

　自己を隠蔽したグループワークが進展したら、集団的愚行が発生する恐れがある。グループワークを成功に導くためには、自己開示のあるグループワークの進展が求められる。他者との行動の関係から自己の行動を調べて修正が行なわれると、行動が変容して人格が成熟するだろう。

　本書が、グループワークを成功させたいと願う学生のみな様方と教師のみな様方に、いくらかでも参考になれたら嬉しく思います。

著　者

索　引

（――、――は上記の単語を表す）

Group Processes	20
Joseph Luft	20
leadership	58
membership	63

あ行

アーキタイプ	89
新しい考え	33
あなたメッセージ	19, 31
意見交換	74
意見交流	33
意見の対立	10
意見発表	1, 2, 22
依存	51
依存症	116
1文の長さ	2
一方向依存	49
一方向的	77
5つの原則	101
遺伝型、人々	122
嫌な感情	11
インターネットスキル	88, 120
演繹的思考	68, 69
演繹分析	68
円熟した人格	41
応用の質問	18
親の養育態度	75

か行

概略（フレーム）	67
顔と顔	74
――の相対	88, 120
隠された面	21, 27
学習時間の自己管理	25
拡大質問	18
確認質問	17
仮定の質問	18
カナリヤ	123
考えの質問	18
感情の表現	89
感情の分かち合い型	85, 86
感情への配慮	85
感情を表現する権利	90
感情を持つ権利	90
感動	92
技術の指導	95, 96
帰納的思考	68, 69
帰納分析	68
既有知識	83, 125
教育的感化	92
共依存	51

共感	30	結論	2
協調	82	──、最後	2
協調性	9	──、先	2
共通点	4, 12	結論→要約→結論の理由と具体例	
強力なリーダーシップ	43, 55		13
緊張感	5	権威主義	59, 76
──の欠如	116	権威主義的	60, 78, 81
		──組織	105
グループ間の交流	37	限定質問	18
グループ全体像	12	権力関係	77
グループの意見	71		
グループの性格	45	高貴な自己実現	96
グループの生産性	45, 46, 99, 104	高貴な自律（独立）	94
グループのマネジメント	72	交代制	5
グループの目標	98	肯定の質問	18
グループの輪	8, 35, 45	公的意見	71
グループの和	43, 45	公的時間	116
グループ発達理論	103	公的立場	71
グループプロセス論	47	後天的学習	123
グループ・リーダー会議	37	行動様式	32
グループワーク	1	──、過去	32
──成功	39	──、未来	32
──閉塞感	12	効率の悪さ	10
──、全員参加型	81	口論・対立	103
──、苦手意識	79	互恵	42
──の難航	8	心の重荷から解放	32
──の輪	94	個人的手抜き	106
		個人の生産性	46, 99, 104
敬意	94	個人の成長	129
傾聴	66	根拠づけ	24
欠点の補完	97, 98		

さ行

サイモンズ	75
させられ学習	14, 103
雑談	4, 12, 92
三重の関心	6
3段構成	2
識字能力	121
自己隠蔽	27, 29
思考の構造	122
自己開示	27, 29, 32, 41
自己学習	3, 14, 23
自己実現	95
自己修正	47
自己主張	28, 70, 76
——の抑圧	28
自己喪失	27
自己との接触	29
事前学習	i, 4, 14, 65
事前予習	23, 102
自尊心	16, 22, 23
実習目標	55
質問	17
——、意味を問う	17
——、補足説明を求めた	17
——、要約を求める	17
私的意見	70
私的時間	116
自分の存在価値	28
社会的手抜き	106
社会的配慮の欠如	114
社会的ワーク	86
社交スキル	88
社交性	57
修正	47
修正・分析・共有	87
従属	51
集団的愚行	35, 36, 104
主語と述語	68
ジュラード	27
常識の欠如	113
少数意見	35, 36
情緒保護令	91
ジョセフ・ラフト	27, 92, 117
ジョハリの窓	20, 128
自律型グループ	48
自律と他律の調和	8, 39, 45, 47, 51
人格の成熟	34
人格の成長	15, 21, 22, 29, 33
人格の未熟	14
人身保護令	90
真の自律	100
優れたリーダーシップ	58
スケープゴート	61
スケジュール表	25
スマートフォン依存症	114
成功体験、グループワーク	24
成熟しているグループ	37

責任分散型、メンバーシップ	66	他律型グループ	48
全員参加型グループ	61	他律の調和型	41
先見の明	65	調整	72
全体の要約	1, 92	調和した行動	70
選択肢	20, 120	——、自己中心性	70
洗練	69	——、他者中心性	70
洗練した内容	3	沈黙	41
相互依存	51	適切なバランス	46
相互依存型グループ	49	手順	9, 10
相互成就の世界	78	——と役割	57
双方向的な働きか	22	——の確認	87
聡明なグループ	49	電子黒板	110
ソーンダイク	131	統合	11
ソクラテス	15	到達度評価	131
組織化の程度	66	道徳心の欠如	116
		透明なる自己	27
		討論	6

た行

第三の権威	80	閉じられた質問	18
対人関係の型	74	トップダウン式	66
対等	42	——、リーダーシップ	42
第二の権威	77	共にワーキング	75
対比構成	7	共にワークする時	99
タイムキーパー	5		
対立	43		
対話	16, 72, 82		

な行

対話・関係・協調	83	難航	43
他者実現の立場	78	人間性の欠如	112
多数意見	35	人間的発達	29

索　引

認識と行動	92
任務のアレンジ	64
念願の関係	78
脳のトレーニング	25

は行

初めに結論	67
旗振り役	6, 53
話す−聞く−読む−書く	31
パワーバランス	41, 42
反対意見	11
万人平等主義	60
人前	32
評価項目	55
評価の質問	18
表現型、人々	122
平等・同僚関係	78
開かれた質問	18
服従関係	78
不健全な行動様式	74
不適応者	29
プロセス	126
プロテスタント	60
文章化	3, 12, 57
文章表現	7
文章力	1, 3
文章理論	95

分析構成	7
分析の質問	18
ペアリング（二人組）	104
閉塞感	14
閉塞状態	34
ヘイビアス　エモータム	91
ヘイビアス　コーパス	90
ポストモダン	109, 110

ま行

的を得た発言	56
学び合い学習	8
未熟な人格	115
未知の領域	34
未来の質問	18
民主主義	128
無知の知	15, 21
無能な他律	95, 96
メンバー	61
——、権威主義的	61
——、責任分散型	66
——、トップダウン式	66
——、平等主義的	61
——の問題	72
メンバーシップ	63, 65
盲点	21

目標設定	96, 97	リーダーの問題	72
モダン	117	良好な（対人）関係	28, 72, 82
問題解決（課題達成）	96	理論と技術	96
——の態度	39, 50, 77		
問題行動	111	ルーモア（うわさ）	105

や行

わ行

役割	9	ワーク達成型	85
良いリーダーシップ	58	ワークの手順	127
要点	4	ワークの輪	43
要約	5, 56	わたし	19
要約レポート	4	わたし達	19
要を得た質問	69	わたしメッセージ	19, 31
		わたし達メッセージ	19, 26

ら行

リーダーシップ	6, 53

著者紹介　髙谷　修（たかや　おさむ）

1948 年	北海道瀬棚郡北桧山町出身。5 歳；重症筋無力症発症。
2008 年	佛教大学大学院教育学研究科 通信教育課程入学　2010 年修了
1981 年	両洋学園小学校教諭　1990 年退職
1998 年	京都保健衛生専門学校 講師　2007 年退職
1999 年	京都府看護専修学校 講師
2005 年	（独）国立病院機構京都医療センター附属京都看護助産学校 講師 他

主な著書　『看護学生のためのレポート・論文の書き方』2013 改訂 5 版
　　　　　『看護師に役立つレポート・論文の書き方』2013 改訂 3 版
　　　　　『看護学生のための教育学』2013 改訂 3 版
　　　　　『看護学生のための倫理学』2014 改訂 3 版
　　　　　『看護学生のための自己学習ガイドブック』2014 改訂 2 版
　　　　　『教える技術がよくわかる 髙谷流 看護教育方法』2012 初版
　　　　　　　　　　　　　　　　　　　　　いずれも金芳堂刊

「ジョハリの窓」理論
看護グループワークは楽しい、おもしろい

2014 年 8 月 8 日　第 1 版第 1 刷 ©

著　者　髙谷　修
発行者　市井輝和
発行所　株式会社金芳堂
　　　　〒 606-8425　京都市左京区鹿ヶ谷西寺ノ前町 34 番地
　　　　振替　01030-1-15605
　　　　電話　075-751-1111（代）
　　　　http://www.kinpodo-pub.co.jp/
印　刷　西濃印刷株式会社
製　本　株式会社兼文堂

落丁・乱丁本は直接小社へお送りください。お取り替えいたします。
Printed in Japan
ISBN978-4-7653-1613-2

JCOPY ＜（社）出版者著作権管理機構　委託出版物＞
本書の無断複写は著作権法上での例外を除き禁じられています。複写される場合は、そのつど事前に、（社）出版者著作権管理機構（電話 03-3513-6969、FAX 03-3513-6979、e-mail: info@jcopy.or.jp）の許諾を得てください。

●本書のコピー、スキャン、デジタル化等の無断複製は著作権法上での例外を除き禁じられています。本書を代行業者等の第三者に依頼してスキャンやデジタル化することは、たとえ個人や家庭内の利用でも著作権法違反です。

看護学生・看護師，看護教育に携わる指導者等に役立つ書として好評！

看護学生のための レポート・論文の書き方
―正しく学ぼう「書く基本」「文章の組み立て」― <改訂5版>
髙谷　修　著
原稿用紙の使い方から文体，段落構成，句点，読点など，基本の基本がわかる．
A5判・196頁　定価（本体1,900円＋税）ISBN 978-4-7653-1555-5

看護師に役立つ レポート・論文の書き方 <改訂3版>
髙谷　修　著
「レポート・論文が書けない」という苦手意識を解消．「書く基本」を解説．
A5判・152頁　定価（本体2,000円＋税）　ISBN 978-4-7653-1548-7

看護学生のための 教 育 学 ―自己の再発見のために―
<改訂3版>
髙谷　修　著
「看護設計」を実践して問題を改善・解決する能力が身に付く．
A5判・179頁　定価（本体1,800円＋税）ISBN 978-4-7653-1563-0

看護学生のための 倫 理 学 ―黄金律による愛の実践 <改訂3版>
髙谷　修　著
看護学生の倫理観を養う内容が満載．
A5判・183頁　定価（本体1,800円＋税）ISBN 978-4-7653-1591-3

看護学生のための 自己学習ガイドブック <改訂2版>
髙谷　修　著
「させられ勉強」から「事前に予習・事後に復習」の「自己学習」へ．
A5判・146頁　定価（本体1,800円＋税）ISBN 978-4-7653-1597-5

教える技術がよくわかる 髙谷流 看護教育方法
髙谷　修　著
看護教育に携わる人々を対象に教育方法を解説．
A5判・155頁　定価（本体2,400円＋税）ISBN 978-4-7653-1542-5

金芳堂　刊